4000人の
いのちによりそった
〝看取りの医者〟
が教える

死ぬときに後悔しない生き方

在宅ホスピス医
内藤いづみ

SOGO HOREI PUBLISHING CO., LTD

「死に逝く自分」が想像できますか？

山梨県の甲府市。毎年猛暑で話題となる地域で、私はクリニックを開いています。午前中は普通の内科医。生活習慣病のケアや風邪の診察など、たくさんの患者さんがいらっしゃいます。

そして午後になると、私は少し変わった医者になります。患者さんの自宅へ、往診に行くのです。

みなさんは「ホスピス」という言葉をご存じでしょうか。主に末期のがん患者さんが、安らかに旅立つための場所です。がん治療は大きな苦しみを伴います。治療の見込みがなくなったとき、それ以上つらい思いをするのではなく、最期の時間を自分や大切な人のために使い、穏やかに過ごす。そのための医療が提供されることで、患者さんは最期まで意志を尊重され、自分で納得しながら人生を歩み切ることができます。

私はこのホスピスについて、発祥の地であるイギリスで学びました。ひと口にホスピスと言ってもいくつかのタイプがありますが、それまでの生活から区別された場所ではなく、自宅で最期の時間を過ごしたいと望む患者さんのお手伝いをする、「在宅ホスピス医」として働いています。

患者さんたちは最期の日々をどのように過ごすのか。それは本当に人それぞれです。いのちの数だけドラマがあり、笑いがあり、そして涙があります。本書ではそうした患者さんたちのエピソードを中心にお話ししていきます。

さて、私は大学などで若い人に「いのち」の授業をしています。その課題のひとつとして、「自分が亡くなるときのことを想像して、絵を描いてください」という問題を出すことがあります。棒人間のイラストだけが描かれた紙を渡し、どこで亡くなるか、誰と一緒にいるかなどを描き加えてもらいます。なかなかリアルに想像できないという人が多いのですが、興味深い答えもたくさんあります。ここでいくつか紹介しますので、自分だったらどんな答えを書くだろうかと想像しながら、見てみてください。

※次ページからの解答例は、実際の解答を模して編集したものです。

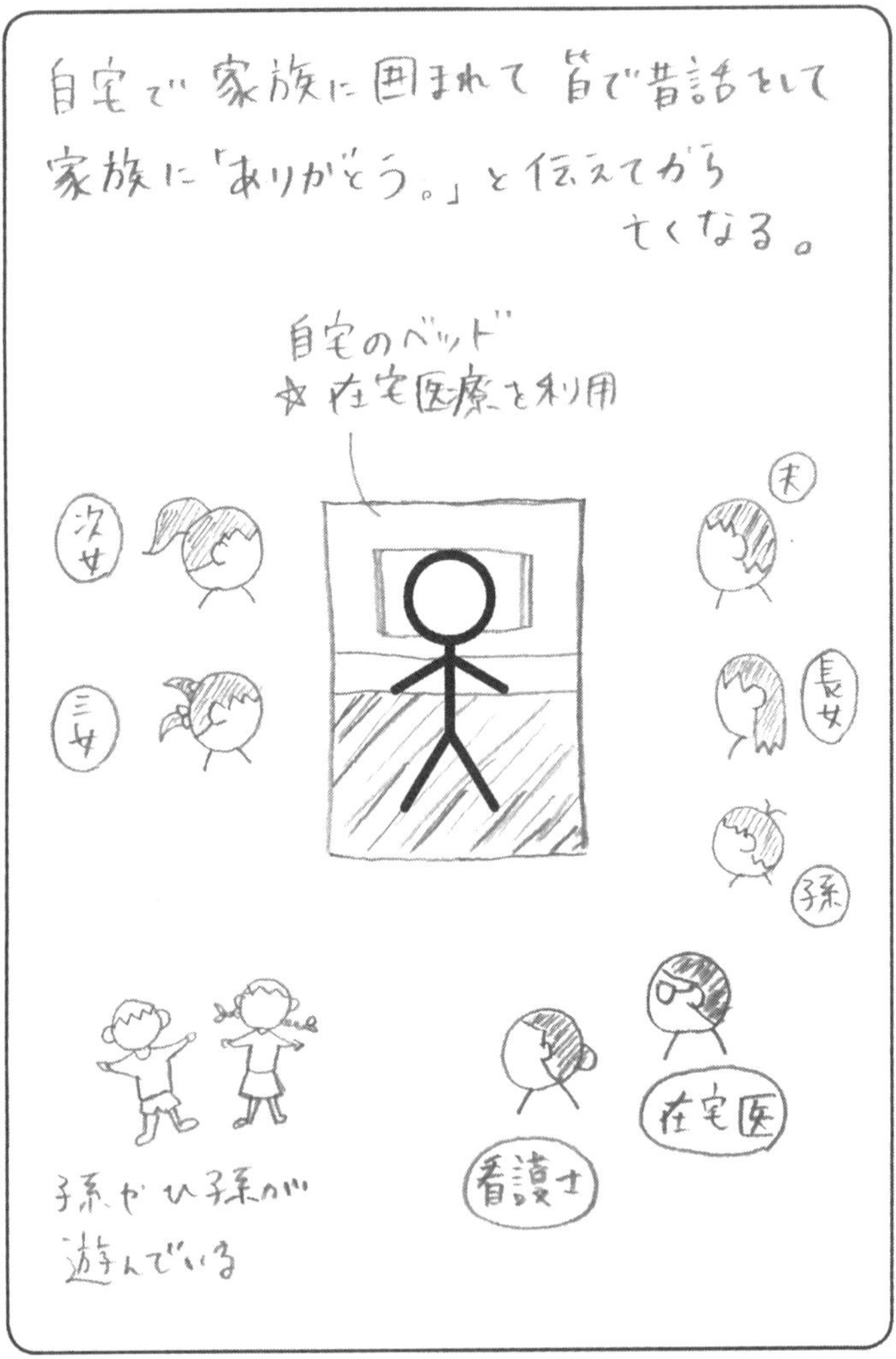
自宅で家族に囲まれて 皆で昔話をして
家族に「ありがとう。」と伝えてから
亡くなる。
自宅のベッド
☆在宅医療を利用
次女
三女
夫
長女
孫
孫やひ孫が
遊んでいる
在宅医
看護士

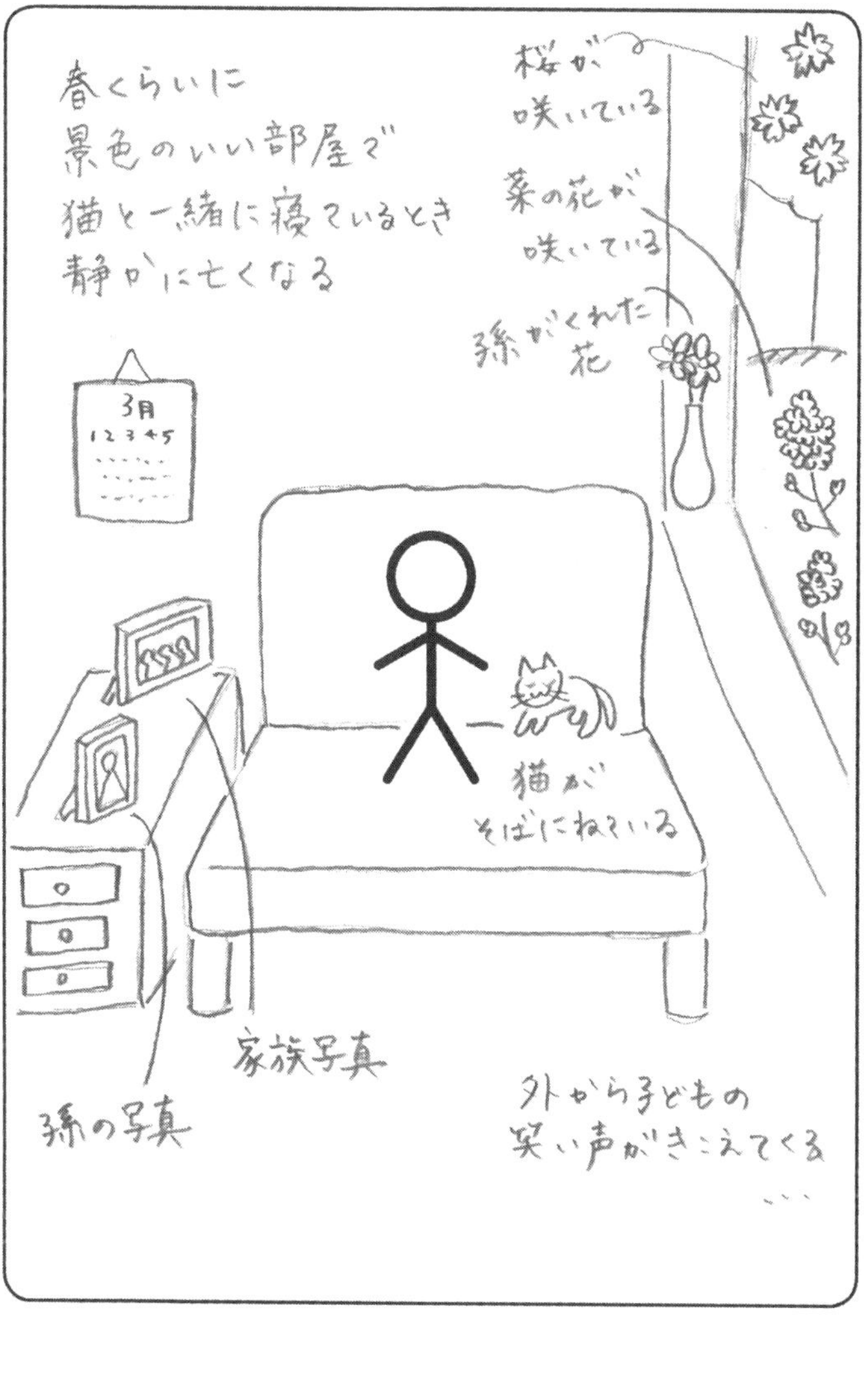
春くらいに
景色のいい部屋で
猫と一緒に寝ているとき
静かに亡くなる
桜が
咲いている
菜の花が
咲いている
孫がくれた
花
3月
1 2 3 4 5
猫が
そばにねている
家族写真
孫の写真
外から子どもの
笑い声がきこえてくる
…

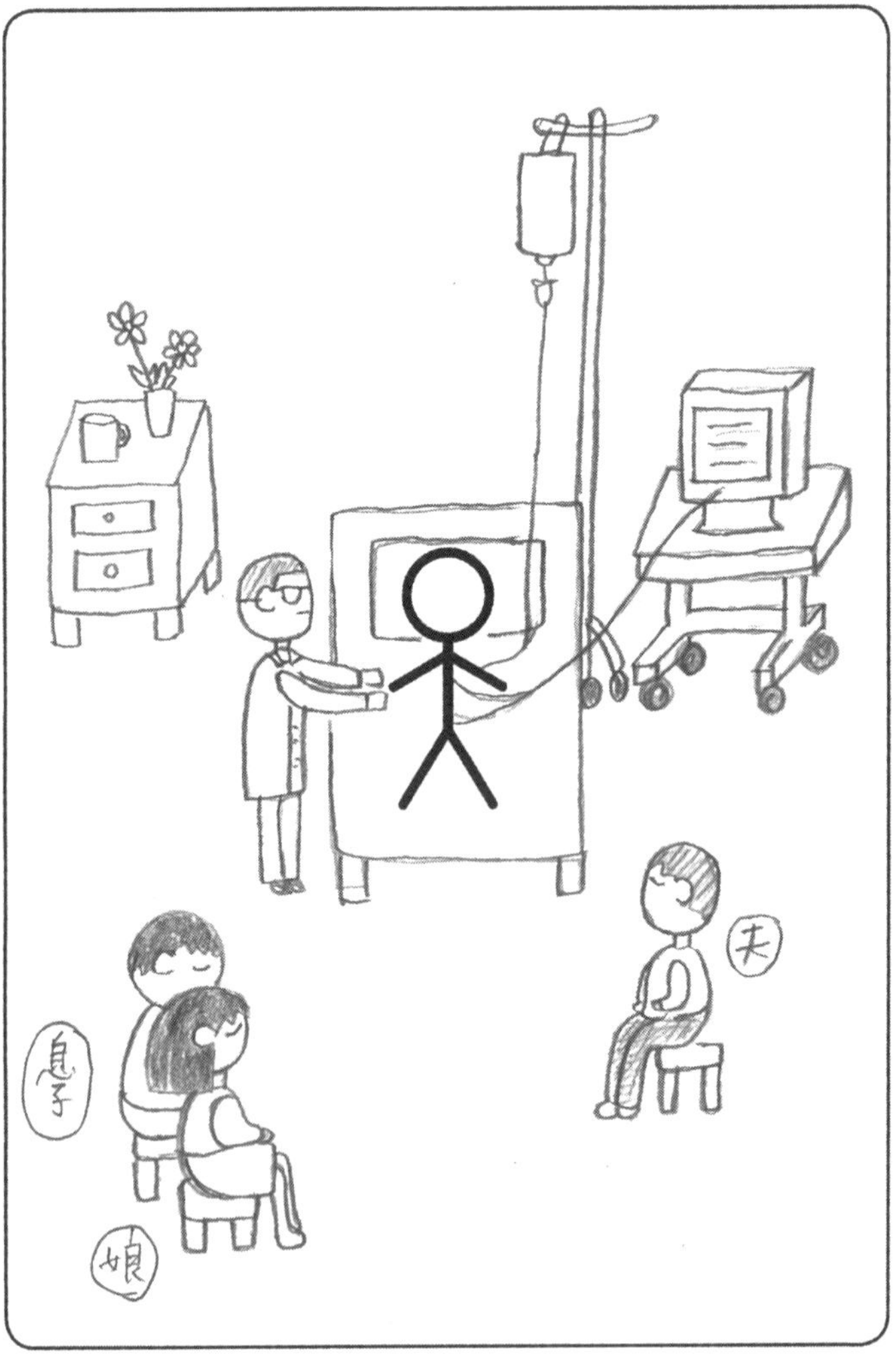
夫
息子
娘

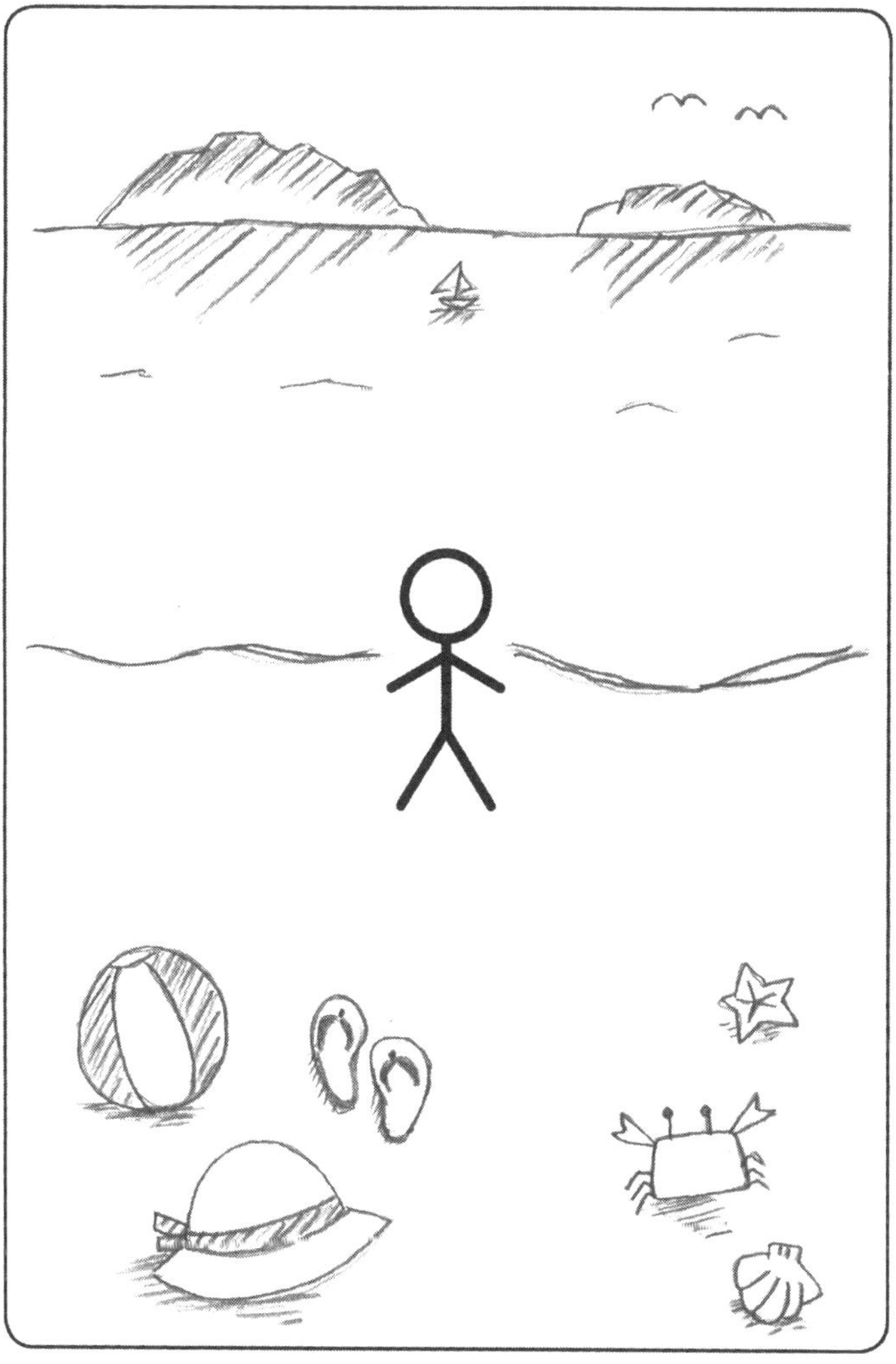

「死に方」ではなく「生き方」を考える

50年ほど前まで、人が死ぬ場所は「自宅」でした。家族みんなでおじいちゃん、おばあちゃんを囲んで看取る。昨日まで笑顔で遊んでくれていたおじいちゃんの顔に、白い布が掛けられてしまった。学校から帰ってきて、襖《ふすま》を開ければいつもいたはずのおばあちゃんが、もういない。そうしたことを、誰もが幼い頃に経験していたのです。

先ほどお話しした課題に対する学生さんたちの答えの中で目立ったのは、「わからない」「想像できない」というものでした。中には、ただベッドだけが描き加えられているものもありました。それは無理もないことなのだと思います。昔は身近にあったはずの「死」に、現代では触れることが少なくなったからです。

日本の社会が発展していく中で、核家族化が進み、夫婦共働きも増えました。死に逝く人のそばで、誰かがずっと介護することが難しい。そうして人が死ぬ場所は「病院」になってしまいました。無機質な病室の中でいろいろな機械を繋げられたまま死んでいく。死の瞬間に立ち会えたとしても、心電図が水平になるまで家族は触ることすらできないという場合もあります。

私が医者になった頃、重症患者を自宅で診《み》るなどということは、日本中、どこでもされていませんでした。治療の見込みはなくても、最期まで抗がん剤治療などが行われ、苦しみながら死んでいくのが当たり前の時代でした。

それでも、多くの人は自分の病気を知ったとき、「家に帰りたい」と望みました。最期が近づいたからといって、人の意志が消えるわけではありません。それまでと同じ生活の中で、自分の人生を締めくくりたいと考えたのです。

「そんなに先のことなんてわからない」「病院で死んだって別に構わない」。そう考える人もいるでしょう。けれどこれからは病院で死ねなくなります。いま政府は、容体が安定した入院患者に「家に帰ってください」「看取りに関しては地域に任せます」と言っています。緊急時以外は、病院では死ねない時代が来ていると考えてください。

そうして行き場をなくしたときに、「死」を知らない人、いのちの手触りを感じたことのない人は、どうすればいいのかわからなくなってしまうのではないでしょうか。そして、人生の最期を想像できないという人は、いま、どうやって生きていけばいいのかを考えることも難しくなってしまっているのではないかと思います。

自分がもうすぐ死ぬとしたら、
誰に、何を伝えたいですか？
どこで過ごしたいですか？
何をしたいですか？
やり残したことはないですか？
誰に見守られて逝きたいですか？
大事な人に何をしてあげたいですか？
仲直りしたい人はいませんか？
家族、友人、恋人に何と言いたいですか？

あるいは大切な人が死ぬとしたら、
何をしてあげたいですか？
何と言ってあげたいですか？

そうしたことを、こころのどこかで、常に考えていてほしいのです。それが「いのちを自覚する」ということだと思います。いのちとは、のんべんだらりと続いていくものではありません。私たちがこの世に生を受けるのは、宝くじの一等を100万回当てるより低い確率だといわれています。そして人は必ず亡くなります。100歳まで生きる人もいれば、40歳で亡くなる人も、10歳で亡くなる人も、お母さんのお腹の中で亡くなってしまう人もいます。その時間を自分で決めることはできないけれど、与えられたいのちを最期まで自分らしく、しっかりと生き抜くことは、一人ひとりに課せられた使命です。

この本に登場する患者さんたちは、みんなこの世を去った人たちです（ひとつだけ、まだ健在な私の母の話がありますが）。けれど、彼らが教えてくれるのは「死に方」ではありません。「生き方」です。その姿を通して、自分の目の前に「死」が現われたとき、どのように考え、過ごせばいいのか。後悔なく、「この人生でよかった！」と言えるために、いま何をすればいいのか。みなさんも一緒に考えてみてください。

2018年12月

内藤いづみ

Contents

第3章 やり残しのない人生を

コラム

ブックデザイン
藤塚尚子（ｅｔｏｋｕｍｉ）

校正
池田研一

ＤＴＰ
横内俊彦

本書で紹介する患者さんやご家族のお名前は、
一部を除いて仮名にさせていただいております。
また、エピソードの一部にはフィクションも含まれます。

第1章

人が最期に望むこと

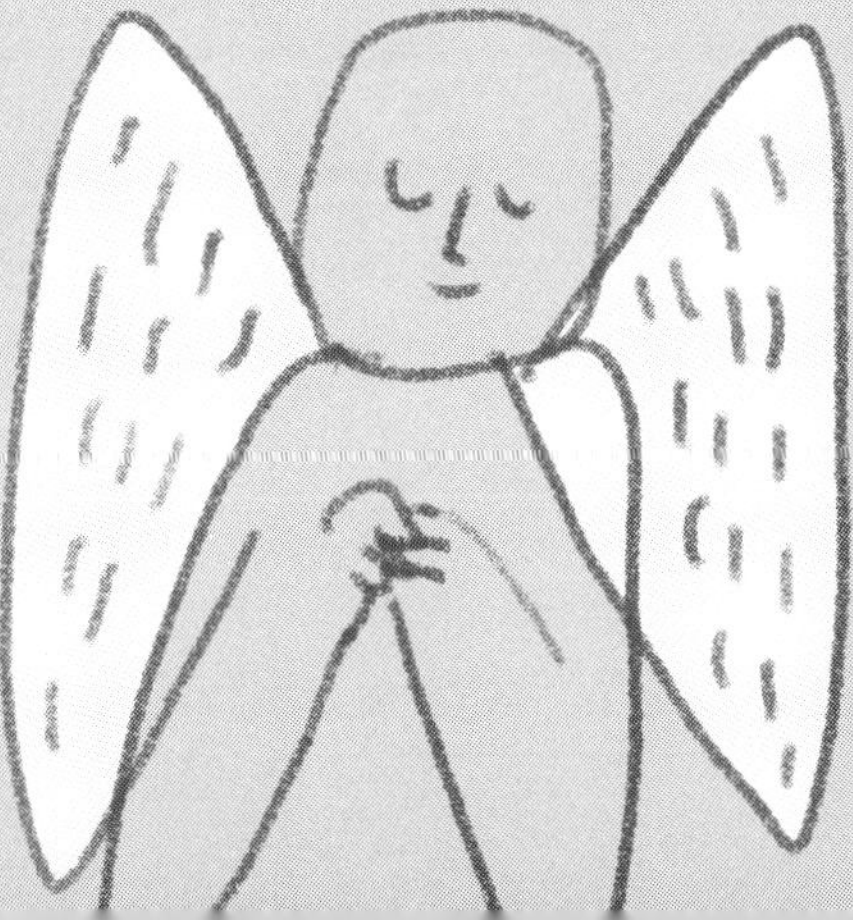

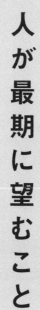

のどかな時間の紡《つむ》ぎ方

「大根を抜く日まで」

地元を出て、40年近く東京で働いた相川《あいかわ》さん。引退したら奥さんと2人で故郷に戻りたいと考えていました。退職金で小さな家を建てて、都会の喧騒《けんそう》から離れてのんびり過ごす。その地域ではとてもおいしい大根が採れて、相川さんも子どもの頃に食卓に上がる大根が大好きでした。自分でも畑を作って大根を育ててみたい。それがずっと彼の思い描いていた夢だったそうです。

けれど定年の1年前、新居の建設も始まった頃にがんが発覚。長野県の病院に入院することになりました。さまざまな治療が施されましたが、がんは勢いを弱めず、余命もあまり長くないと宣告されました。

「治らないのだったら、病院にいたくない。故郷に戻って自分の夢を叶えたい」

相川さんは1日でも願いが叶えば本望だと決意しました。相川さんの入院する病院には私の尊敬する先輩医師がいて、患者さんのこころに寄り添う手厚いケアをすることで知られていました。本人の願いを尊重しようということになったけれど、相川さんの故郷は長野県と山梨県の県境に面した山深い場所。近くには頼れる病院がありません。そこで先輩医師が、「山梨の内藤先生に相談したらどうか」と紹介してくれました。

お話を聞いて、内心「困ったな……」と思いました。私のクリニックから相川さんのお宅へ行くには、高速道路を使っても片道1時間はかかります。私は車の運転が大の苦手で、なるべく右折をしなくてもいい道を選んで走るほどです。注射はできても駐車ができない。ましてや高速を飛ばすなんて、まさに命懸けです。

そうとは言っても断ることもできず、相川さんの娘さんが私のクリニックへ相談にいらっしゃいました。いまはクリニックも表通りに面して、少なくとも「病院だな」とわかる外観をしていますが、その頃は小さな小さな事務所のような診療所でした。道もわかりづらく、一見するとも**ぐり**の医者にも見えるような。

それでも娘さんはすぐに「お願いしたい」と言ってくれました。娘さんは結婚して都会に住んでいたのですが、お父さんの介護をするために猫1匹と犬1匹を連れての引っ越しを決意。その思いを淡々と語ってくれました。彼女の覚悟にも動かされて、私はお引き受けしました。

ただ、ひとつ問題がありました。自宅でケアをするためには、24時間体制で、いざというときに駆け付けることのできる医療者が近くにいないといけません。私のクリニックからではちょっと遠い。さて、どうしようかと考えていたところ、偶然、知人の看護師さんが相川さんのお宅から車で5分くらいの所に住んでいることがわかりました。当時はまだ国の在宅医療の制度もありません。「どのくらい給料払えるかわかんないけれど、助けてくれる？」と聞いたら、間を置かず「助ける」と。そうしてチームを組んで、ケアがスタートしました。

初めてご本人がクリニックにいらっしゃったとき、ひと目で厳しい段階に入っていることがわかりました。治る可能性はゼロに近くなり、ゆっくりと下り坂を歩き始める段階。ベテランの医療者であれば、それがわかるのです。余命で言えば3カ月くらいでした。

これ以上は積極的な治療をしない。最期まで家で過ごすための緩和《かんわ》治療に切り替える。それでいいのかと本人に確認すると、彼の意志ははっきりと固まっていました。「ぜひそうしてほしい。俺はあの場所で妻と一緒に過ごしたい。畑を耕して大根を育てようとずっと話してきたんだ」

その後はクリニックまで通う体力がなくなって、往診に切り替えました。慣れない道をこわごわ走り、やっとの思いで辿り着くと、茅ヶ岳《かやがたけ》や八ヶ岳《やつがたけ》を近くに、遠くに富士山も見える贅沢な場所に、真新しいお家が建っていました。私のクリニックがある甲府盆地に比べると、夏もとても涼しく、安らかに最期の時間を過ごすのにはぴったりの環境でした。

迎えてくれた相川さんは、「先生、よく来たね」と笑っています。私より彼のほうが元気なのではないかと思うくらい、清々しい表情。「ああ、本当にこの生活を夢見ていたんだな」と感じました。

麦わら帽子をかぶって畑を耕しながら、相川さんは言いました。

「何十年も都会で働いてきた。ずっとふるさとに帰ってこれをしたかった。先生、大根を抜く日まで、生きていられるかな」

一瞬言葉に詰まったあと、

「そうですね、一緒に食べましょうね」

そう答えることしかできませんでした。正直、余命を考えるとちょっと厳しい。恐らく、ご自身もそれをわかっていながら質問したのだと思います。


それでも、相川さんは少しずつ畑を耕し、種を蒔《ま》きました。私の運転技術も往診を重ねることで少しずつ上達。行くたびに季節が進むのがわかります。山の緑の葉が、上のほうからだんだんと色付き、紅葉のグラデーションを見せてくれる。最初は遠くて大変だと思っていたけれど、相川さんのお宅を訪ねることが、どこか楽しみにもなっていました。

けれど車を停めて山裾《やますそ》を眺めていると、この木々と同じように相川さんの人生もその時を刻んでいるんだなと、やっぱり少し悲しくなります。そんなときはきれいな空気を胸いっぱいに吸い込んで気持ちを切り替えて、また車を走らせました。

平穏な日々はしばらく続きましたが、その間にも病気はじりじりと進行していきます。ある日、相川さんが吐血。近くの病院に入院してもらおうと思ったのですが、本人は頑として首を縦に振りません。

「このままここで死ぬ！」

そう言い張るのですが、吐血の量はあまり多くなく、このますぐに亡くなってしまうという段階ではありませんでした。まだ時間は残されています。

「また帰って来れると思うから、1回だけ入院しましょう。まだ大根も食べさせてもらっていませんよ」

なんとか説得して、自宅から少し離れた病院に入院してもらいました。

お見舞いに行くと、特別室のベッドに横たわる相川さんの身体には、何本もの管が繋がれています。表情にもまるで元気がなく、家にいるときとは別人のよう。いつ亡くなってもおかしくないようにも見えてしまいます。

「これ以上治療できないなら、家に帰りたい」

もちろん病院の医師は反対します。この頃は、重病人を在宅で診るなんてとんでも

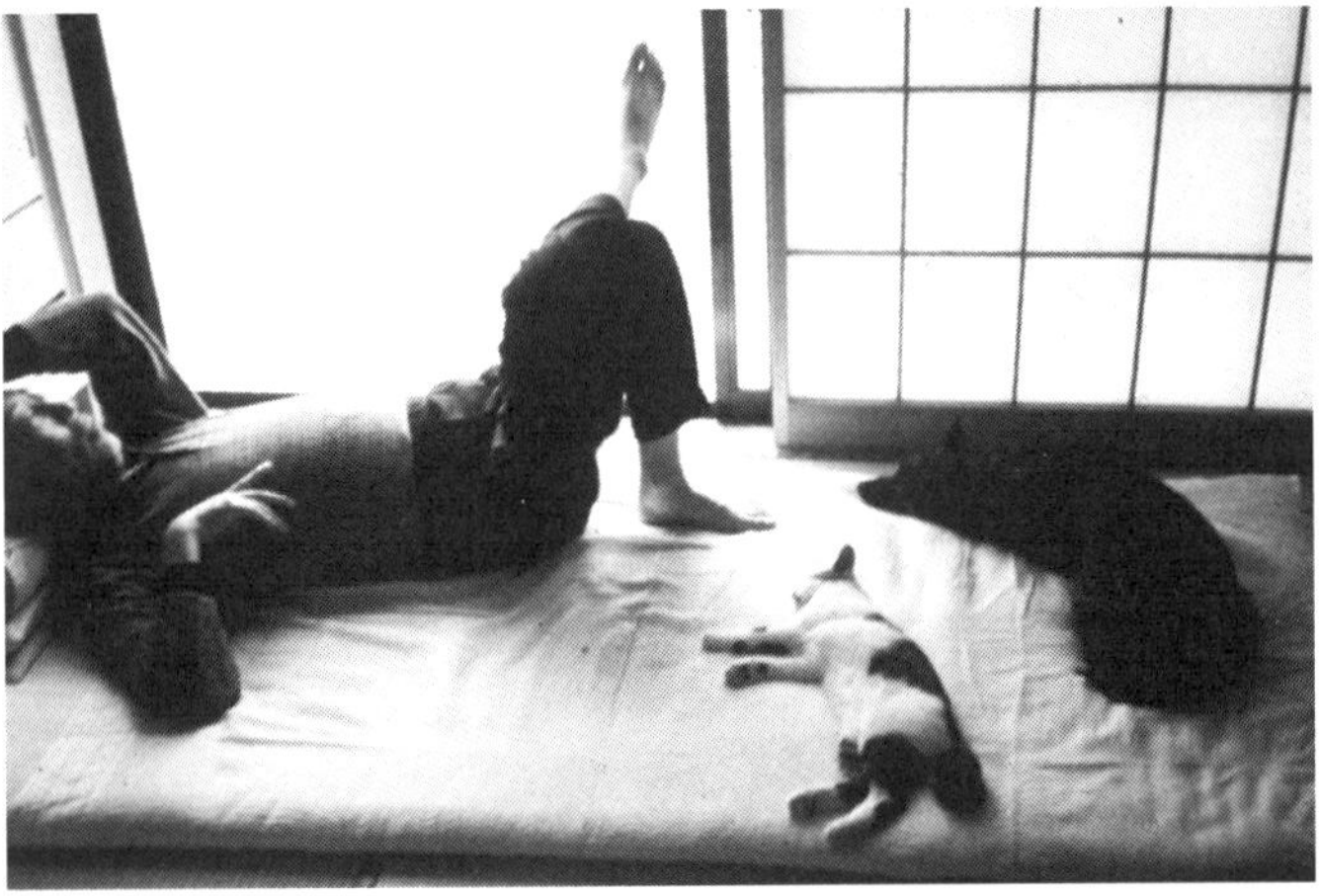

ないことだとされていました。「無謀なわがままだ」と受け止められていたはずです。

それでも本人は聞きません。

「どこにいてもリスクはある。僕の残された時間は尊いんです。本人がリスクを理解していて、家族も在宅の主治医も承知している。それでいいでしょう?」

結局、1週間くらいで退院しました。

家に戻った相川さんは、お気に入りの部屋に猫と犬と一緒に寝そべりました。窓の外には周囲をぐるりと囲む山々と、すくすく育つ大根の畑。その

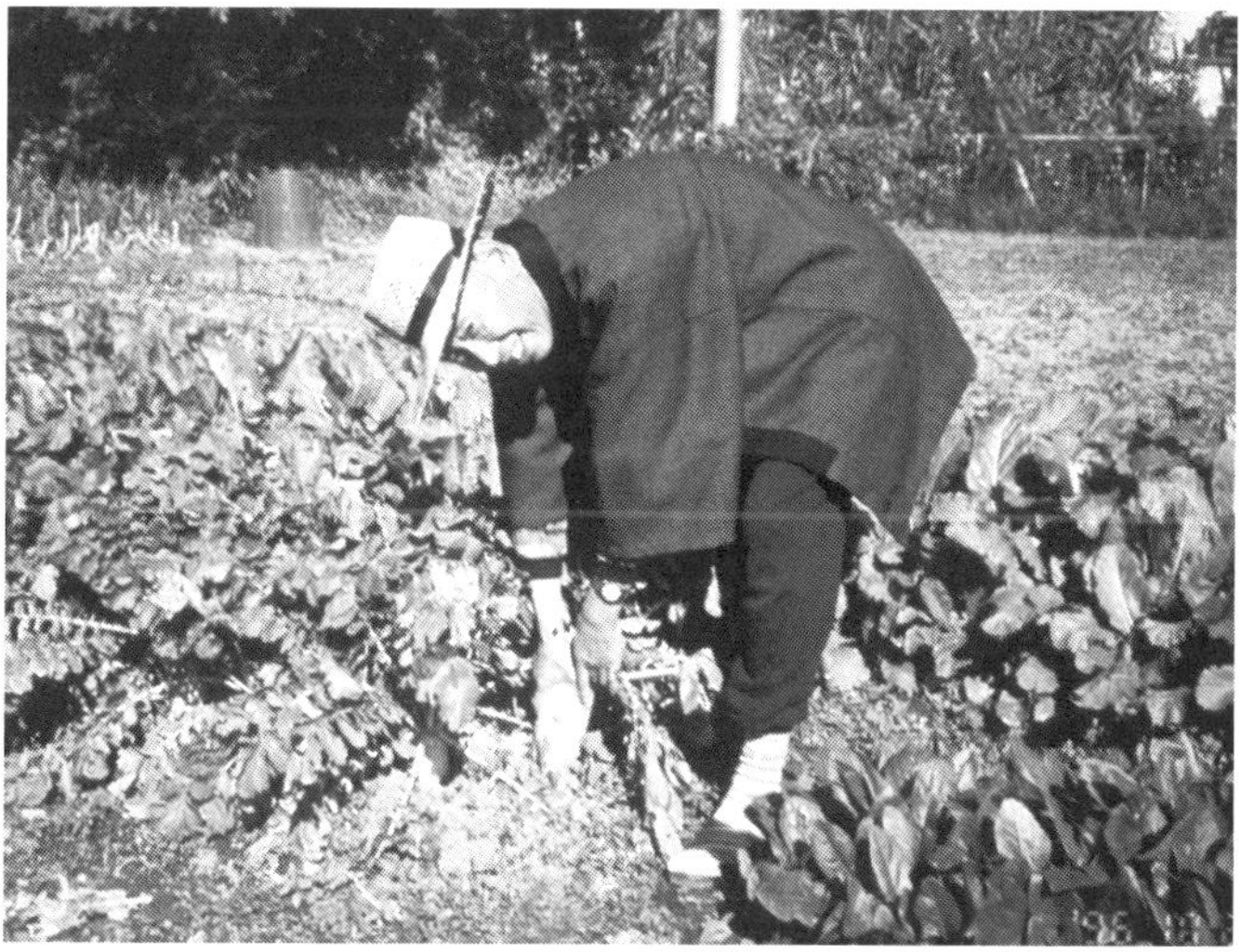

姿からは悲壮感のようなものはまったく感じられませんでした。

そうして相川さんは、また大根を育てていきます。献身的な奥さんと娘さんと一緒にいて、相川さんはとても幸せそうに見えました。娘さんはお父さんを支えながら、お母さんのサポートもしっかりとしていました。家族でお父さんの生き方を支えよう、尊重しようとしていた。そうしたことも大きかったのだと思います。最初に予想された余命よりもずっと長生きしました。

そしてついに、大根を抜く日が来ました。

相川さんはしっかりと自分の手で、それは見事な大根を抜きました。何本も、何本も。

「先生も食べてね」

自慢気に話す彼の笑顔を、いまでも忘れることはできません。

本人も奥さんにふろふき大根を作ってもらって、おいしそうに食べていました。私もいただきましたが、本当においしかった。相川さんも、奥さんも、こんなゆったりとした生活を、10年、20年と送りたかったけれど、その願いは叶わなかったけれど、ささやかながら夢は実現しました。

そこからは、まさに悠々自適の生活です。あまり多くは食べられないけれど、食べたいものを食べて、大好きなお酒も少し飲んで、気の向くままに過ごしていました。

家に戻ってから4カ月。とうとう危篤《きとく》状態になります。早朝に看護師さんから連絡があり、「ついにその時がきた」と誰もが覚悟しました。駆け付けてみると「肝性昏《かんせいこん》睡《すい》」といって、意識レベルが下がり、問い掛けにも反応がない状態。もういつ亡くなってもおかしくありません。

娘さんはしっかりとした表情で聞きました。

「何をすればいいですか」

「すぐに亡くなるということはないと思うけれど、状況は厳しい。近所に知らせておいたほうがいいね」

その頃の田舎のお葬式は、近所のみんなが協力して、手作りで執り行うものでした。誰かが亡くなるとなれば、近所の人は3日ほど仕事を休まなければいけません。それが忌引《きび》き扱いになるのです。隣の人に「先生、いつですか」なんて聞かれることもありました。

「わかりました。お坊さんにも声を掛けておきます」

そして娘さんは思い出したように付け加えました。

「先生、もうひとつあります。お父さんは背が高い。田舎じゃ多分、特大のお棺がないから注文しておきます」

涙目で言いながらも、どこか明るい。悲しい時間の中でも、少し笑うことができるということが、自宅での看取りの力だと思います。

そこから5日間、私はいつ呼ばれてもいいように準備していました。すぐに車に飛び乗れるように、寝るときは上下ジャージ姿です。明け方、耳元で携帯電話が鳴りました。「ああ、来たな」と電話を取ると、やっぱり看護師さん。相手の言葉を待たずに「危篤だね。まだ息はある？　すぐ行くね」と伝えると、「先生、違うんです。先生はやっぱりヤブだという噂がありますよ」とおかしなことを言い始めます。「朝から何言ってるの！」と怒ったら、信じられない言葉が返ってきました。

「目を覚ましました」

「誰が？」

「相川さんが」

「ええ!?　嘘でしょう？」

医学的な常識から言えば、信じられることではありません。もう絶対にこの世に戻ってくることはないはずの状況です。

「先生、本当です。いま熟した柿をツルンと食べています」

看護師さんも信じられない様子で、電話口で少し興奮しながら笑ってしまっています。

急いで行ってみると、看護師さんに抱えられながらも、本当に相川さんが起き上がっていました。怖いようなおかしいような気持ち。私も思わず冷静さを失って、医者にあるまじき口調で迫ってしまいました。

「なんで帰って来たの？　瞳孔《どうこう》も開きかけてたんですよ？　私の見立て違いになっちゃうじゃない。もう、相川さんったら！」

ご家族もキツネにつままれたような表情です。

「どうして戻ってきたんですかね。もうお坊さんまで手配したのに」

と娘さん。

すると相川さんは複雑そうな顔で、「それはすまなかったね」と、こんな話をしてくれました。

「気が付くと、辺り一面にペンペン草が生えていた。大きな川が流れていて、船が泊まっている」

「うんうん、三途の河だね。渡し船で船頭さんがいて」

「先生、古いね。最近は三途の河もフェリーで越えるんだよ。先生はいつも講演で、これから大量死時代を迎えるって言ってるでしょ。それなのに渡し船で5人や6人ずつ運んでいて間に合う？　今度講演するときにはお年寄りたちに言っていいよ。心配しなくても三途の河は渡れるよ、大きなフェリーが待ってるよって」

一風変わった臨死体験談はまだ続きます。

「フェリーにはたくさんの人が乗っていて、船長もいた。でもその船長が先日亡くなった自分のいとこだった。あいつのお葬式には俺も出たんだ。なんで死んだ奴がここにいるんだと思って、お〜いと手を振るけど、全然気付いてくれない。自分も船に乗ろうとタラップに足を掛けようとしたら、川の流れが速くてうまくいかない。ちょっとイライラしていたら、どこからかぷ〜んとお酒の匂いがしてきた。そうだ、少し飲んでからまた来ようと思ったら、寝ている部屋の天井が見えてきた」

ここで娘さんが白状しました。「末期《まつご》の水」というのがありますが、どうせならお父さんの大好きなお酒にしてあげようということで、「末期の酒」をガーゼに染み込ませて、唇を湿らせてあげようとした。すると誤ってギュッとお酒を口の中に入れてしまった。「あ、まずい！」と思ったらスルッと喉の奥に流れて、ゴクンと飲み込んだ。そこで目を覚ましたそうです。

亡くなるはずだった患者さんの肩をバンバン叩きながら笑ってしまいました。

「なんだ！　お酒を飲みに帰って来たの!?」

相川さんのお宅には、「そろそろだ」と聞いたご友人たちも集まって来ていました。親友の死を覚悟して、喪服を用意して、神妙な面持ちで遠くからやって来た人もいる。ところがなんとその本人が起きている。それどころか「おい、一杯飲もう」と近寄って来る。ご友人たちの怖がっているような表情が印象的でした。そうして本当に宴会が始まりました。

翌日からも奇跡のような時間は続きます。普通に話もできるし、重湯程度だけどご飯も食べることができる。親孝行の娘さんは、どうしてもお父さんにお酒を飲ませてあげたいようです。

「だって先生、お酒飲みに帰って来たんですよ？　私たちに会いたくて帰って来たんじゃないんですよ？」

「わかりました。八分粥が食べられるくらいになったら、少し嗜《たしな》んでもＯＫです」

そう言いながら、私のカバンの中には「ウィシュケ・ベアハ（ゲール語で『いのちの水』の意）」というウイスキーのお祝いが入っていました。みんなで「祝・生還」の乾杯をするために甲府中を探して見つけたのです。とても強いお酒なので、みんな少し口を付けただけで顔をしかめます。「うまい！」と言ったのは相川さんだけでした。

お酒を持ってくるような医者の忠告は、あまり効果がなかったのかもしれません。相川さんは連日の宴会でお酒を飲んで、カラオケまで歌ってしまっていたようです。

そんな信じられない時間が10日も経った朝、相川さんは奥さんに頼みました。

「犬を散歩に連れて行けなくてかわいそうだから行って来てくれ」

「そろそろお昼だけど、どうする?」

「じゃあ帰って来たらそばを茹でてくれ」

「わかった。待ってて」

それが、夫婦の最後の会話になりました。奥さんは散歩をしていても、やっぱり気が気ではありません。急いで帰って「お父さん?」と声を掛けると、安らかな顔で、すでに息を引き取っていたそうです。

特別ではなく、けれど何物にも代えられない願い

自分の死が近いと知ったとき、人は何を望むのか。

患者さんたちを見ていると、その願いは本当に人それぞれであることがわかります。ただ、元気な頃に想像するような、「海外旅行をしたい！」といった贅沢なことや、「昔果たせなかった夢を叶えたい！」といった劇的なことを望む人は少ないようです。

多くの患者さんたちは、もっとのどかな時間の紡ぎ方を選びます。死を前にした悲壮的なものではないし、いのち尽きるまで全力でがんばるというものでもない。気持ちに余裕を残しながら過ごして、そのどこかで願いを叶えることができたら、「よかったなあ」というような感覚だろうと思います。

相川さんの願いは、奥さんと一緒に自分の故郷に戻って暮らしたい、そして大根を育てたいということでした。もし彼が、大根を抜くその日の前に亡くなっていたとしたらどうでしょうか。願いを叶えることのできない悔しさの中、この世に未練を残しながら最後の瞬間を迎えたでしょうか。

そんなことはないと思います。彼が望んだのは、故郷に家を建てることや大根を抜くこと、そのこと自体ではありません。都会に出てからずっとせわしなく働き続けてきて、引退したあとは愛する奥さんとゆっくりと過ごす。その時間こそを願っていた。その象徴が大根だったのではないでしょうか。子どもの頃、お母さんの漬けてくれたたくあんがおいしかった。あの頃のような何にも気兼ねなしに生きていた時間を、人生のご褒美として、奥さんと一緒に過ごしたい、というように。大根を抜くことができなかったとしても、きっと「大根はうまいぞ。たくさん食べて、仏壇にも供えるんだぞ」と奥さんに伝えて亡くなっていたはずです。

背伸びをせずに、のんびりと、何かに心奪われることなく過ごす。人は死を前にしたとき、それさえできればいいと考えるものなのかもしれません。とても些細《ささい》で、どこにも特別な部分はなく、けれど何物にも代えられない、その人だけの願いなのです。

残していく人を思う

「洗濯物を畳みたい」

「先生、何か大変な状態らしいです。すぐ行くから診察してくれと言って、電話が切れてしまいました。とても切迫した声でした」

クリニックの電話を取った看護師さんが言いました。スタッフ全員に緊張感が走ります。

しばらくすると、ぐったりとした女性を背負った男性がいらっしゃいました。女性は呼吸もまともにできないような状態です。すぐに診察台に寝かせると顔面は蒼白、口を利く力も残っていないようでした。このまま永遠の眠りにつくかのように、眉間に深いしわを寄せ、じっと目をつぶっています。

これが奈央子《なおこ》さんとの出会いでした。

「奥様はいま、とても危険な状態です。病気の経緯、そしてなぜここにいらしたのか、私たちに何を望むのか、本人が何を希望しているのかを手短に教えてください」

旦那さんは焦った口調ながら、しっかりと話してくれました。


1年前に肺がんと診断されて、片肺の切除手術を受けた。入院中の検査や治療がとても苦しくて、本人はもう病院に戻りたくないと言っている。だんだんと呼吸が苦しくなって、胸の痛みや腹痛もひどくなってきている。手術してから苦しまない日は1日もなかった。最近では食事も摂れない、何日も十分に寝ていない。昨夜は苦し過ぎて「もう生きていたくない、死んだほうがましだ」と家族に訴えた。それでも病院に行きたくないと言い続ける。途方に暮れていたら、新聞に載っていた先生のことを思い出して連れて来た。なんとか助けてほしい。

それほど苦しんでいるのに、これまで鎮痛剤などはほとんど投薬されていないことがわかりました。けれど、この場ですぐに処置することも躊躇《ためら》われました。強い苦痛が続いている人に、急な緩和処置は危険です。痛みが急に取れることで緊張が抜けて寝込んだり、最悪の場合はそのまま亡くなってしまったりすることも考えられます。どうにかしなくてはと思うけれども医師の紹介状があるわけでもなく、医学的な状況はまったくわかりません。祈るような気持ちで慎重に少しずつモルヒネを投与すると、幸い痛みが治まってくれました。

私のクリニックには入院できる設備がないので、いったん自宅に帰ってもらったほうが安全だと判断しました。同行してもらった看護師さんから無事帰宅の連絡があり、ひと安心。翌朝にも立ち寄ってもらって、「久しぶりにぐっすり眠ることができたそうで、喜んでいました」と聞いたときには本当に安堵しました。

奈央子さんのご家族は、旦那さんと息子さんと娘さん。私が往診に行くと、みんな心底疲れた様子でした。奈央子さんは「病院は嫌だ」と家に戻って来たけれど、旦那さんもこのまま最期まで家で診ようと決心できていたわけではありませんでした。ほかに頼れる所もないからとりあえず家に連れて帰って、どんどんどんどん悪くなってしまったということだったようです。

本人はあまりに症状がつらくて悶え苦しんでいる。そんな状況ではご家族も眠れません。苦しむお母さんを前にどうにもしてあげられないつらさもあって、家族全員の精神的なバランスも崩れそうになっていました。それがご本人の痛みが緩和されたことによって、ご家族もとても楽になります。患者さんと家族は一心同体。苦しむのは本人だけではなく、救われるのもみんな同時なのです。

数日後には、さらにうれしい報告が訪問看護師さんから届きました。

「先生、いま何してると思います？　本人が久しぶりに食べたいと言って、みんなでショートケーキ食べてるんですよ！」

「もう死にたい！」と叫んでいた人がケーキを食べている。しかも自分で望んで。電話を聞きながらガッツポーズです。

その後私が往診に行くと、奈央子さんは落ち着いた表情で迎えてくれました。痛みが取れれば、本来の人柄が表れるのです。聡明そうで、柔らかな物腰の上品なお母さんでした。

「何がしたいですか？」と聞くと、彼女はしばらく考えてから言いました。
「家族の洗濯物を畳みたい」

旦那さんとお子さんたちが洗濯をして、干して、取り込む。それを畳むのが奈央子さんの役目になりました。靴下、シャツ、タオル、下着。どれも生活の中にあるものばかりです。奈央子さんは日向の匂いのする洗濯物を一枚一枚、丁寧に畳んでいきました。家族と食卓を囲むこともできるほどに回復しました。そうして彼女は自分の時間を取り戻すことができたのです。

実は、奈央子さんは看護師でした。自分の病気のことはある程度理解していたのだと思います。けれど家族は本人ほどには理解していない。やっぱり「このまま治るんじゃないか」という希望を持ちます。そのギャップに奈央子さんは苦しんでいたのだと思います。いつも自分が亡くなったあとのことを心配していました。「自分がいなくなって夫はどうなるんだろう」「子どもは大丈夫かな」。そんなことばかりを口にしていました。

そうして3週間くらい。病気が進行して、布団の中にいる時間のほうが多くなってしまいました。

そろそろだと思い、私はご家族に伝えました。

「お母さんのいのちは短くなっています。後悔のないように付き添ってください」

息子さんと娘さんはちょうど学校が夏休みの時期で、ずっとお母さんのそばにいることができました。旦那さんも仕事をしながらできる限り寄り添いました。夜になると2人のお子さんが左右からお母さんと手を繋ぎ、旦那さんは足元に。家族みんなで一緒に寝ました。

みんながお母さんの最期の時間を大事にしようとするのに、本人は自分より家族のことばかりを気にします。

「ごはんはちゃんと食べた？」

「お父さん、仕事は大丈夫？」

息子さんはちょっとヤンチャな子で、髪の毛を金髪にしていました。奈央子さんはそれも気になって、布団の中から叱ります。

「髪を黒くしなさい。私の葬式にそれで出ないで」

数日後のお葬式。彼は髪をまっ黒に染め直して、しっかりとした表情でお母さんにお別れをしていました。

お互いの気持ちが重なり合う

「まだ死にたくない」「まだ逝ってほしくない」。そうした気持ちから離れられずにいると、お互いが極度に密着した、強過ぎる依存的な関係を作ってしまう場合があります。お互いに手を離すことができないままにお別れがやってきて、悲しみや苦しさだけが大きくなってしまう。いのちを大いなるものに委ねるべき時が来たことを認められなくなります。

「私が育てた子どもなんだから大丈夫、私がいなくなっても立派にやっていく」

「お母さんにたくさんのプレゼントをもらった。これからは大丈夫だから」

どこかでそうした思いを持ったほうがいい。それは相手のことを思わないということではありません。お互いを信じて、「死んでほしくない」「死にたくない」という自分だけの思いから、少し離れるということです。

かつてのギリシャ人は、愛の形を3つに分けました。そのひとつが「神の愛」です。何の条件も見返りも必要とせず、真にその人を愛する。奈央子さんのご家族に対する愛情は、まさに神の愛に近いものでした。最後の最後まで、自分よりも家族のことを考えたのです。

そしてご家族も、本人のために何かをしてあげたい気持ちで一杯です。けれど本人は自分のいのちが尽きようとしているのに、家族のことを優先します。ご家族としては、歯がゆいような気持ちもあったでしょう。「僕たちのことは大丈夫だから、自分のことを考えてくれ」と。

けれど、それでいいのだと思います。お互いがお互いを思い合って、できる限りのことをして、それでもまだなお、何かをしてあげたいと思う。それが本当の愛情の形ではないでしょうか。病気になったからといって変わるものでも、変えるべきものでもありません。

患者さんの最期が近くなってくると、遠くの親戚やしばらく会っていないご友人が呼ばれることがあります。仕方ないことでもあると思うのですが、元気だった頃からは想像もつかないような姿の患者さんを、忌《い》み嫌うような目で見てしまう人がいます。

自分もいつかこうなってしまうのだと、穢《けが》れたものを見るように。

けれど、ずっと本人を見てきたご家族にとって、そこにいるのはお母さんです。痩せてしまっても、声が出なくなっても、ずっと愛され、愛し続けてきたお母さん。だから最期まで、妻と夫、母と娘、母と息子のまま、お別れができるのです。

「好きなこと」が人生を彩る

「やっぱり競馬場に飛んでるわね、この人の魂は」

「最期は家で過ごしたい」と決めて私の所へ来る患者さんは、大抵女性です。男性の場合は家族に連れられて、恐る恐る顔を見せることが多い。そんな中で、瀬田《せた》さんは数少ない、自分で決意した男性の患者さんでした。年齢は60歳くらい。

がんになって大きな病院で治療を受けてきたけれど、だんだんと効果がなくなってきていた頃でした。奥さんと一緒に初めて私の所へ来たとき、彼は淡々とした様子で言いました。

「病院にはもう行きたくない。治る見込みがないなら治療は必要ない。最期まで家にいたい。先生、家でなきゃできないことが4つあるんだ」

「何がしたいんですか？」

「まず、友人との麻雀。家に麻雀卓があるんだ。次に競馬。これもやめられない。3つ目、一日中ジャズを聴くこと。病院じゃ音楽を流せないからね。4つ目、いや、本当はこれがいちばん大切なんだけど……」

少し照れた笑顔で続けました。

「家族といること。先生はがんの痛みを取ってくれるんだろ？　ぜひ頼みます。この4つがすべて叶うなら、そこがもう俺の極楽だよ」

横で聞いていた奥さんは、「勝手なことばかり言って困った人です」と涙を拭いました。

「お引き受けします。ただ、ひとつ条件があります」

「え？　重要なこと？」

「ええ、とても重要なことです。私は運転が苦手です。瀬田さんのお宅に入る路地、狭いでしょ。難所です」

もちろん冗談でしたが、私は本当に困った顔をしたのだと思います。

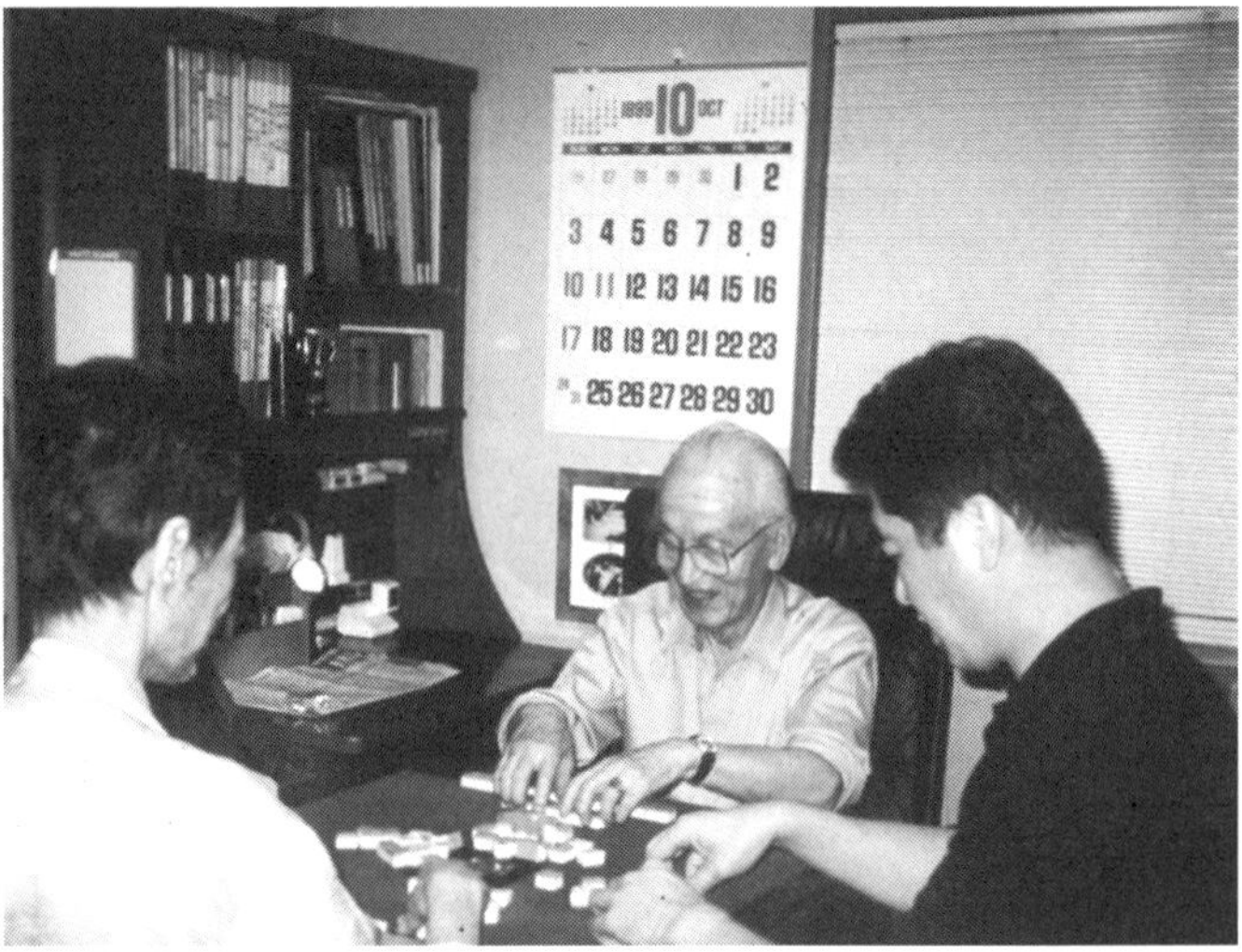

「わかった。俺を呼んでくれ。運転するから」
そうして末期がんの患者さんに運転代行をしてもらう条件で、ケアが始まりました。

お家に帰ってから、瀬田さんは友だちや家族と麻雀三昧。時には徹夜もあったようです。インターネットで馬券も買えるし、有線放送でジャズも聞き放題。病気になる前はこんな毎日をずっと過ごしていたのでしょう。お友だちも多くて、幸せな人生を送ってきたのだと思います。
いつも明るい瀬田さんでしたが、あ

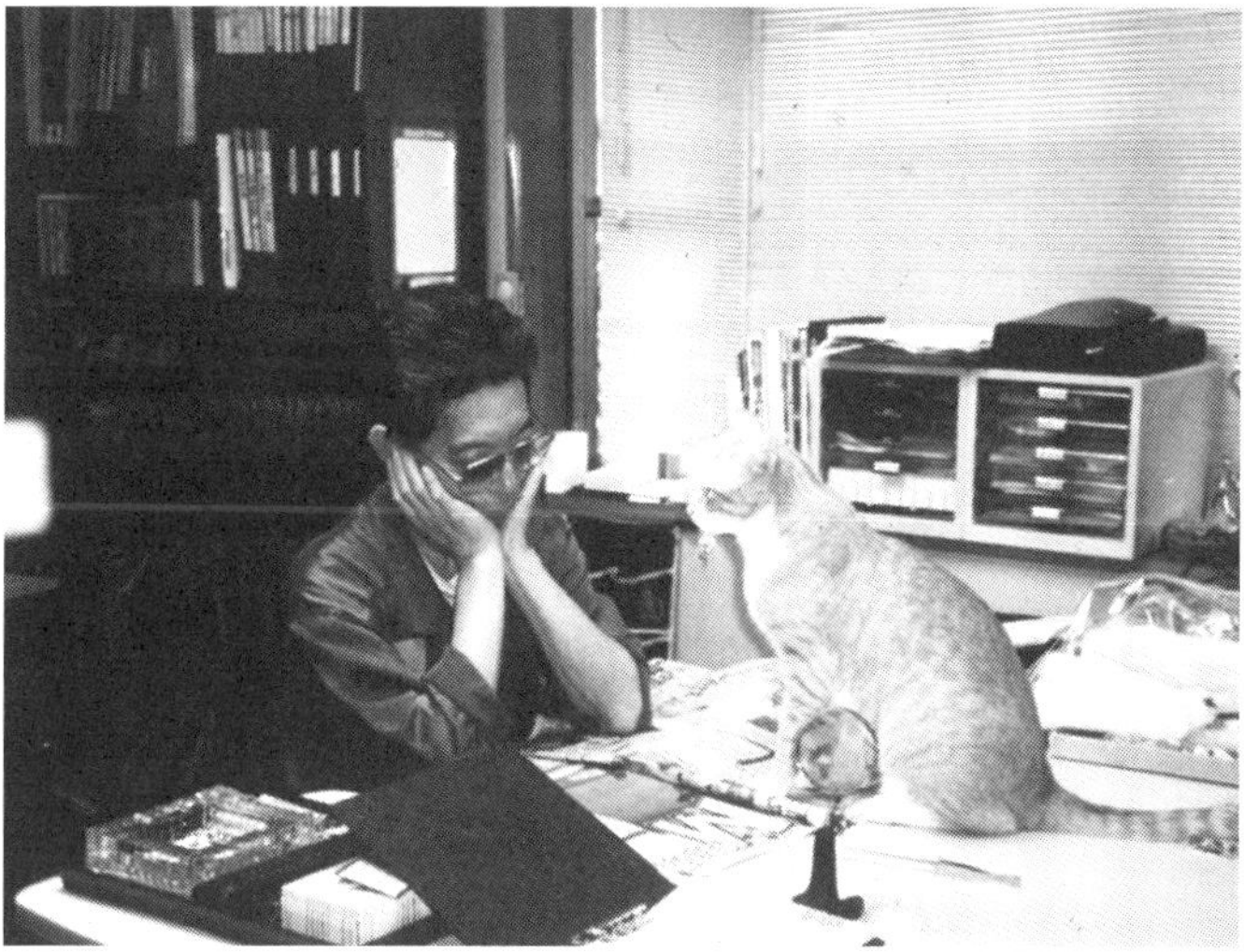

る日往診に行くと、椅子に座って物憂《ものう》げに新聞を見つめています。その姿をじっと猫が見ている。どこか印象的な光景でした。人は亡くなる前に、何かを悟るような境地に入ることがあります。陰で奥さんに「ご主人は世を儚《はかな》んでいるんでしょうか」と聞くと、そういったことではなかったようです。

「先生、夫が読んでいるのは競馬新聞ですよ」

「あ、そう」

そして奥さんはこっそり言いました。

「私、あの人が亡くなる日がわかるんです」

「ええ？」

「もうすぐ菊花賞があるでしょう。主人は絶対に競馬場に行きたいはずなんです。だから、その日に魂が競馬場へ飛んでいってしまうんじゃないかなって」

瀬田さんはまだ若く、すぐに最期の段階に入っていくという状態ではありませんでした。しばらくは思う存分に家での生活を楽しんで、菊花賞の馬券も選んでいたようです。けれどやっぱりだんだんと症状が進み、身体も弱まっていきます。

「先生、願いを叶えてくれてありがとう。俺は本当に幸せ者だよ。ただ、痛みはないけれど、底なし沼に引きずられるようなだるさを感じる。どうにかならないか」

がんの末期にはそうしたプロセスがあり、あまりに耐えられなければ「セデーション（鎮静）」といって、薬で眠らせる方法が取られることがあります。けれど、私はその過程を本人が体験してこその旅立ちだと考えるので、ほとんど処置したことがありません。

「麻酔みたいなお薬で眠らせる方法があるけど、私はあまりしてません」

「やってくれ」

「最期のだるさもちゃんと味わってもらいたいんです」

「それでもやってくれ」

そこまで言うなら仕方ありません。患者さんの意志を尊重します。

「じゃあ薄くしてやってみましょう。お試し体験ですよ。万が一のときはそのまま二度と起きることはないかもしれないけれど、いいですか？」

「大丈夫だ。いまさら思い残すことはない」

お薬を入れると、瀬田さんはすっと瞼《まぶた》を閉じました。


奥さんはもしかしたらこれっきりなのかと心配しながら顔をのぞきこんでいましたが、幸い異常はなく、瀬田さんはしばらく眠ってまた目を覚ましました。

「どうでしたか？」

「最悪だ。全然気持ちよくなかった。すぐ極楽になるかと思ってたのに」

その言い方がおかしくて、笑いながら「じゃあこのお薬は、なしでいいですね？」と言うと、奥さんが耐えかねたように言いました。

「あんた、薬なしでがんばろうよ」

奥さんはとてもしっかりした人でした。過去にご両親の看取りを経験していて、瀬田さんの介護もしっかりとしてきました。瀬田さんの筋力が衰えて、自分でトイレに行けなくなってからは2人で「チンチン電車」です。瀬田さんが補助器具の代わりに奥さんの肩に手を乗せて、電車のように歩く。一歩、一歩。ゆっくり、ゆっくり。

「私はあんたともうちょっとチンチン電車したいのよ」

それを聞いて瀬田さんは困ったような、悲しいような表情。目を見合わせた2人は涙をこぼしました。

「そうか。じゃあ、仕方ないな。もう少し、がんばるか」


菊花賞当日、本当に彼は亡くなりました。あとから振り返ると、スタートゲートが開く、その瞬間です。

奥さんは静かに言いました。

「やっぱり競馬場に飛んでるわね、この人の魂は」


そしてこのお話には、もうひとつオチが。

なんと、彼の選んだ馬券は当たっていたのです。

人生の役に立つかどうかなんて考えなくていい

瀬田さんがしたかったのは、麻雀、競馬、ジャズ、そして家族といること。つまりは「好きなこと」でした。特に男性は、「最後にあれをしておかなければ」とは、あまり考えないようです。それはそれで、自分がやりたいことはほかにあるという感じ。「家族と一緒にいたい」ということには、もちろん奥さんのその後のために準備をしてあげなければ、という思いもあったのでしょうが、それよりも、好きな奥さんと一緒にいたいという気持ちのほうが大きかったのではないでしょうか。

自分に残された時間が少ないと知ったとき、それでも「やりたい」と思えるほどに好きなこと。なかなか見つけることはできないように思います。それが瀬田さんには4つもあった。とても素晴らしい人生を歩んできた証ではないでしょうか。好きなことがたくさんあるということは、幸せに直結するのだと思います。

私たちは普段から、「あれをしたい、これをしたい」と言いながら生きています。けれど本当に好きなことは何かと聞かれて、すぐに答えられない人もいるのではないでしょうか。

見つからないのであれば、いまからでも作りましょう。それが仕事になったり、人の役に立つような大それたことであったりしなくてもいい。好きなことをしている時間はとても尊いものですし、その時間があるからこそ、ほかの時間もがんばることができます。

好きなことを見つけるのにも、コツのようなものがあると思います。「子どもがやること」「年を取ってからやること」「女（男）がやること」というような偏見を持たずに、とりあえずやってみること。自分に合わないと思ったらすぐに次に移ること。そして楽しいと思ったら、それが人生の役に立つかどうかなんて考えずに、とにかく楽しむことです。

それに、人の好きなことを否定しないことも大事です。世に言う「オタク」な人たち。最近ではそうでもなくなってきていますが、昔は色眼鏡で見られることも多かったようです。けれどそうした人たちを冷ややかな目で見ている人は、本当に好きなことを持っているでしょうか。どちらの人生が幸せなのかは、言うまでもないように思います。

自然と湧き上がる思い

「いま、とても静かな気持ちです」

以前、内視鏡手術で入院したことがあります。と言っても良性の病気で、3泊4日で戻れるものでした。3人部屋に入院することになったのですが、ほかの患者さんが緊張してしまうと思って、自分が医者であることを同じ部屋の人には言わないようにしていました。

お部屋は少し窮屈で、カーテンの向こうの人の息遣いも感じられるような距離感です。隣の人に「こんにちは」と挨拶したとき、私は特定の宗教を信仰しているわけではありませんが、「はあ、これは神さまの計らいだ」と感じました。

隣のベッドの堀田《ほった》さんは、40代のまだ若い女性。青ざめた顔で、とても具合が悪そうでした。見るからに末期の患者さんです。ずっと膿盆《のうぼん》（医療に用いるそら豆形のトレイ）を抱えて苦しそうに吐いています。

思わず声を掛けてしまいました。

「ずっと吐いてるんですか？」

「24時間です」

「じゃあ夜も眠れない？」

「このひと月くらい、ちゃんと眠れていません」

「先生に苦しいと伝えたほうがいいですよ」

「いや、いいんです。別の治療をすれば治ると言われましたから」

けれど、私には治らないとわかってしまいます。この瞬間、私は自分の手術はともかく、入院中にこの人を救わなければいけないと決めました。いま、ここにある苦しみを和らげるために、医療従事者が最善を尽くしていないという状況。同じ立場の者として、それが許せなかったのです。

カルテを見るわけにもいかないので、カーテンの隙間から様子を窺《うかが》っていると、小学3年生くらいの娘さんがお見舞いに来ました。けれど堀田さんは、苦しさのあまり普通に会話することもできません。

「お母さん、いまブーツが流行っているから買っていい?」

「苦しいからあんたのくだらない話は聞けないの。帰りなさい」

「お母さん、明日テストなんだけど、教えてくれる?」

「そんな余裕はないの。近寄らないで。触らないで。帰りなさい」

強い痛みや苦しみは、人格まで変えてしまいます。堀田さんも、頭の中では、娘さんのそばにいてあげることができなくて、寂しい思いをさせてしまっているとわかっているはずです。「お母さん、お母さん」と甘えて来るのに、抱きしめてあげることもできません。とても大事な時間なのに、あまりに悲しい。

主治医はなんとかしてくれないのかと思いましたが、回診にもめったに来ません。やっと来たと思ったら、「この吐き気を取るには、食道にステントを入れて開くしかない」と言います。ステントとは、身体の筒状の部分を内側から広げる医療機器です。食道が閉塞して吐き気が出てしまっているから、それを広げようということです。

ステントも大事ですが、薬のさじ加減で、ひとまず吐き気は取れる症状です。けれど医者はプライドが高い生き物です。患者である私に「薬でなんとかしろ」なんて言われれば絶対に怒ります。

さあ、どうするか。自分の手術の傷あともまだ痛むうちに病院の中を歩き回ると、緩和ケア病棟もあることがわかりました。そこへ移って専門医に症状を改善してもらうこともできます。ただ、それは自分に治療の見込みがないと認めるということです。本人がどれだけ自分の病気について理解しているのか、何気なく探ってみました。

「この病院には緩和ケア病棟っていう所もあるんですね」

「あそこは死ぬ人が行く所です。私には関係ありません」

まだ若いお母さんです。なかなか自分の病気を認められません。治療のつらさも生きている証拠だと思いたがっている。

そうか。それも駄目か。じゃあどうするか。

そこはキリスト教系の病院だったので、「チャプレン（病院などで宗教的ケアを行う聖職者）」がいるはずだと気付きました。話のわかる看護師長さんにチャプレンの部屋を教えてもらって行ってみると、チャプレンは私のことをご存知でした。

「え？　内藤先生ですか？」

「ちょっと、小さい手術で入ってるんですよ」

「じゃあ、先生。調子が良かったら、スタッフに講義してください」

「いや、そういう話じゃないんです。いま、私の隣の人が本当に苦しんでいる。チャプレンの力でなんとかしてあげてほしい。主治医に頼んでください。薬の調合でなんとかなるはずですから」

　するとその日のうちに主治医がやってきました。またカーテンの隙間から除き見ていると、彼は患者さんの前に仁王立ちで言い放ちました。

「そんなに苦しかったの？」

　思わず飛び出して、「苦しいなんてもんじゃない！」と掴み掛かってやろうかと思いました。なんとか思いとどまっていると、さらに「言ってくれればよかったのに」と怒っている。自分の患者のことを他人に言われたから機嫌が悪いわけです。

「ええ。ちょっと吐き気がひどいです」

「じゃあ、薬も考えます」

　そうして症状も落ち着き、彼女はやっと安眠できるようになりました。

翌日、また娘さんがやってきました。

「ごめんね、お母さん苦しかったんだよ」

苦しみから解放された彼女は、やっと娘さんを抱きしめてあげることができました。10秒、20秒、ギューっと。そこにあったのは、何にも邪魔されない母娘の愛情です。

私の暗躍はそこで終わりません。この母娘は大事な時間を奪われていた。それをこれから取り戻してほしい。看護師長さんを呼んで、「いいですか？　もうひとつ仕事があるんです。娘さんの行く末をしっかり決めてあげることができなければ、堀田さんは苦しいまま。そこをケアしてあげてください」とお願いしました。


忙しい3泊4日を終え、私は退院しました。最後に堀田さんから「内藤さん、医療関係者ですか？」と聞かれたけれど、そうとは言えません。「ちょっと、そういう関係なの」とごまかしました。

クリニックに帰るとスタッフはあきれ顔です。

「先生、入院先でもこそこそ仕事してきたんですか？」

「忙しくってさ〜」

「傷口はどうですか？」
「大丈夫、大丈夫」

後日、私の先輩医師が書いた終末期医療に関する本を送ってあげると、しばらくしてお手紙が届きました。

「いただいた本を読み終えました。とても救われた気分です。娘の行く末について、夫と落ち着いて話すことができました。うちはとても複雑な家庭だったけれど、これで安心しました。私は緩和ケア病棟に移ることにしました。自宅に戻るという選択肢もあったけれど、子どもは娘のほかにもたくさんいて、大変だから」

緩和ケア病棟は個室で環境もいい。教会の牧師さんの話も聞けるし、チャプレンも来てくれます。

私は「隠しててごめんね。実は私も医者で、こういう本を書いているんです」と、改めて自分の本を送りました。

その後届いた葉書は、もう、ボランティアの人の聞き書きでした。

「内藤さん、ありがとう。普通の人じゃないなとは思っていたけど、医者だったんですね。私、もうペンが持てません。内藤先生の本も途中まで読めたけれど、いまはボランティアの人に読んでもらっています。明日、最後の章です。いま、静かな気持ちです。ここに移って良かった。一日一日がとても大切になりました。人生で初めてのんびりしています。幸せです」

それからしばらくして、看護師長さんからの手紙で彼女が亡くなったことを知りました。堀田さんは優しくて強いお母さんに戻って、家族全員に「あなたたちと一緒で幸せだったよ」と伝えることができたそうです。

人生を支配されないための割り切り方

堀田さんは、苦しみのあまり娘さんとの時間も犠牲にしていました。当然、ちゃんと娘さんと向き合いたい、寂しい思いをさせたくないと思っていたけれど、肉体的な苦しみに邪魔されていたのです。けれどその苦しみが消えたとき、彼女は本来の自分に戻って、大事な時間を取り戻すことができました。がんによって起きる身体の苦しみは、その人のすべてをなぎ倒すほど壮絶なものなのです。

自分の思いを邪魔するものがなくなったとき、人には、自然と自分の中から湧き上がる願いがあります。繰り返しになりますが、それが何なのかは人それぞれです。ある人は「自分の本音に向き合いたい」と願いました。またある人は、「家族のためにもっと働きたい」と言いました。「もっともっと楽になりたい」という人もいました。

自分の死を悟ったときに何を優先するか。元気なうちに考えておくべきだということもありますが、実際にそうなったときに「自然と出てくる思い」を大切にするということでもいいのだと思います。

普段の生活でも、やりたくないことに時間を消費される、あるいは経済的な問題に邪魔をされてやりたいことができないということもあると思います。それが虚しくて、精神的に落ち込んでしまったり、アルコールに逃げてしまったりする人もいます。

けれど、限られた条件の中ではあるけれども、「これはやっておきたい」ということは、自分の中でわかっているはずです。いろいろな「できない理由」を付けて、自分の思いに蓋をしてしまっているのです。

それが何なのかは、人と比べるものではありません。世の中には「こうするべき」

「こうあるべき」が溢れています。「常識」「ルール」「前例」。そうした基準では、自分が本当にしたいことが何なのかは見つかりません。

蓋を外して自分自身に問い掛けたとき、「これをすべき」という気持ちになるのであれば、それは乗り越えるべき試練です。逆に「このままで十分だ」と思えばそれでいい。そうしたある種の「割り切り方」を勉強していけばいいのだと思います。何かに自分の生き方を支配されないために。

第1章
人が最期に望むこと

column

万葉集の時代から変わらない人間の本質

私の大好きな『万葉集』の中にある、山上憶良《やまのうえのおくら》が詠んだ歌をご紹介します。幼い我が子が高熱に侵されて、突然亡くなってしまったときの歌だとされています。

「稚《わか》ければ道行き知らじ幣《まひ》は為《せ》む 黄泉《したへ》の使《つかひ》負《お》ひて通《とほ》らせ」

——黄泉からの使者よ、我が子を連れに来たんだね。でも見てくれ、この子はまだ小さいんだ。黄泉の国へ自分で歩いては行けない。あなたにたくさんの供物《くもつ》を授けるから、どうか、どうか我が子を背負っていってくれ（著者意訳）。

この歌に込められているのは、現代を生きる私たちと何ら変わりのない、子どもに対する親の愛情です。本来忌むべき存在である黄泉の国からの使者にさえ、祈らずにはいられないほどの思い。子どもを持つ人であれば、ひしひしと伝わってくるのではないでしょうか。

１３００年前に詠まれた歌です、それをいま生きる私たちが読んで感動できる。人間の心情とは、それほどの時間を経ても変わらないのです。

けれど、そうした本質が忘れられそうになっています。科学技術が発展したことで、人間は劇的に進化したように思えてしまいます。スマホやインターネット、とても便利です。あらゆる情報を調べることができて、世界中のものがすぐ手に入ります。

人の生活がより効率的になり、個人の可能性も高まっていく。それはとても素晴らしいことです。けれどそのことによって、私たちは勘違いしていないでしょうか。自分たちは何かを超越した存在であると思っていないでしょうか。小さな機械に呼び掛けるだけで何でもできる。それは何もすごいことではないのです。

進化したのは科学技術だけで、人間の本質は変わりません。悲しい、悔しい、寂しい、うれしい、愛しい。人間だからこそ持つことのできる心情こそが、人生を豊かにします。そしてそれは１０００年前から、２０００年前から変わりません。いや、むしろ現代は乏しくなってきているのかもしれません。

科学技術を否定したいわけではありません。ただ、「本当に豊かな人生」とはどういうことなのかを、普段の生活の中で、ほんの少しだけ考えてほしいと思います。

第2章

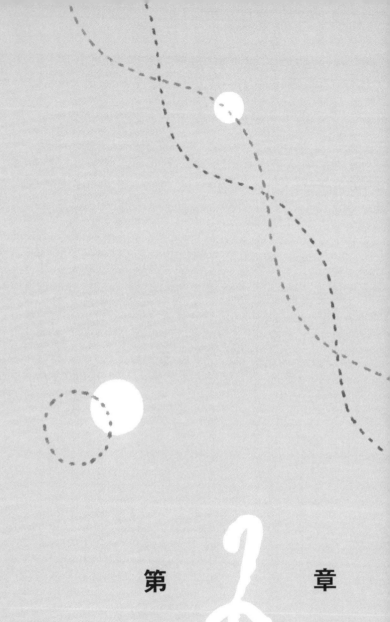

人は生きてきたように
死んでいく

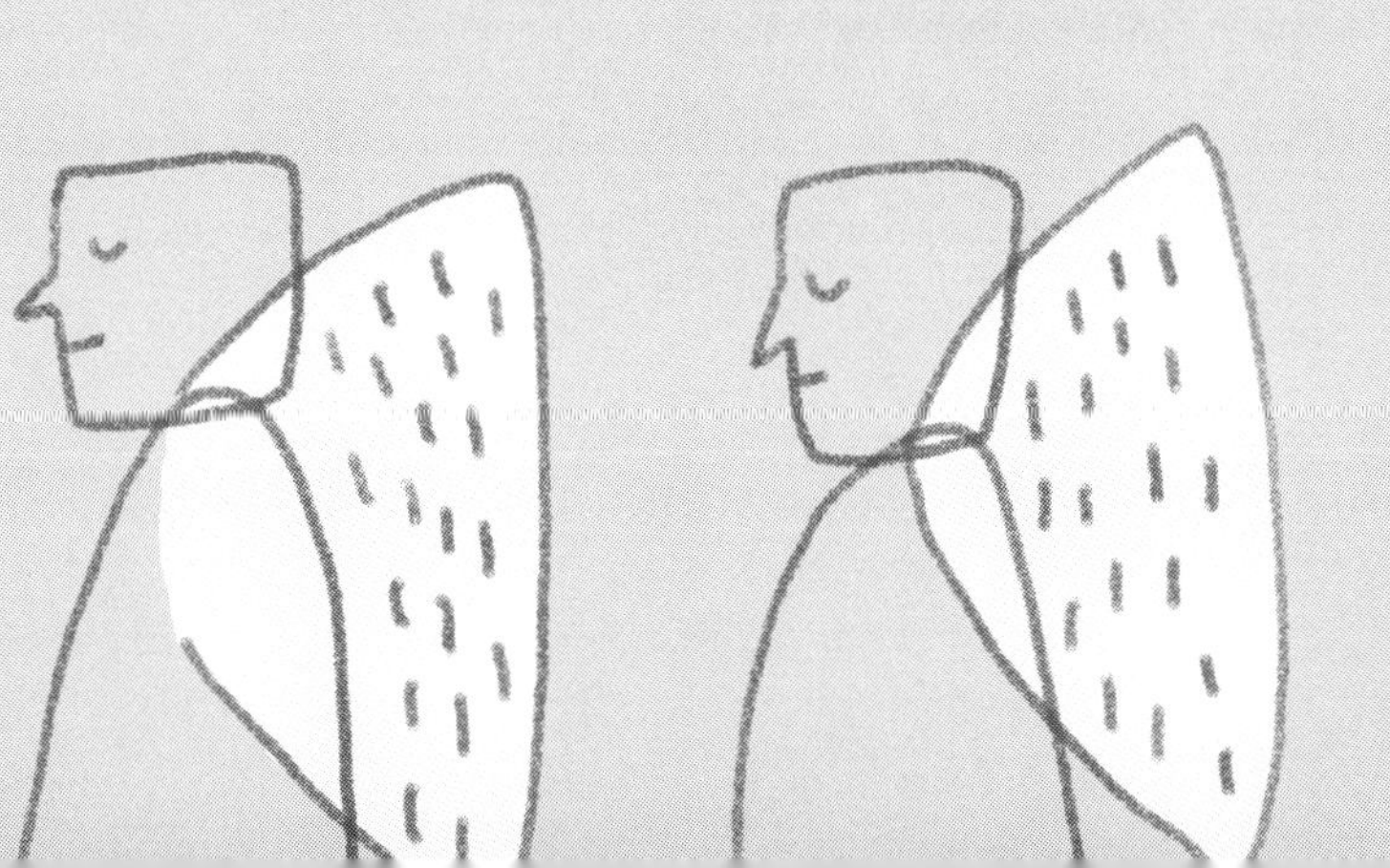

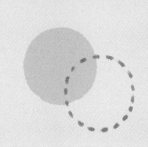

それまでと変わらない日常

「お墓の中からお花見しよう」

私のクリニックから車で50分、『日本昔ばなし』みたいにいくつも山が連なっているような所。昔は集落があったけれどみんな山を降りて、半分くらいは空き家になっているような地域があります。

そこに奥さんと暮らす85歳の有働《うどう》さん。検査したときにはもう手遅れでした。頑固な性格で、自分が「これ」と思ったことは譲りません。

「病院で患者扱いされるのは絶対嫌だ。家にいる」

もちろん不安もあったけれど、尽くしてくれる奥さんにも相談して、「なんとかがんばる」と決心したそうです。福祉の仕事をしている娘さんを通して、私に依頼がありました。

さて、先にもお話ししたように、私は運転があまり得意ではありません。大に「すごい僻地《へきち》だから1回目は一緒に行ってくれ」と頼んでお訪ねしました。着いてみるとすごく急な坂道に沿って家が建ち並んでいます。昔、運転を誤った軽自動車が転がり落ちたこともあるそうです。

お宅を探してみると、家々の半分くらいが「有働さん」です。

「あれ？　有働さんじゃないんですか？」

「それは隣の有働だよ」

そうしてなんとか辿り着きました。

ご夫婦の趣味は野良仕事。誰かの役に立つことが生き甲斐で、じゃがいも、ピーマンやトマト、なすびにかぼちゃ、しょうが。たくさんの野菜や果物を作って、ご親戚やご近所に配っていました。

「すごく景色の良い所に畑があるんだよ」

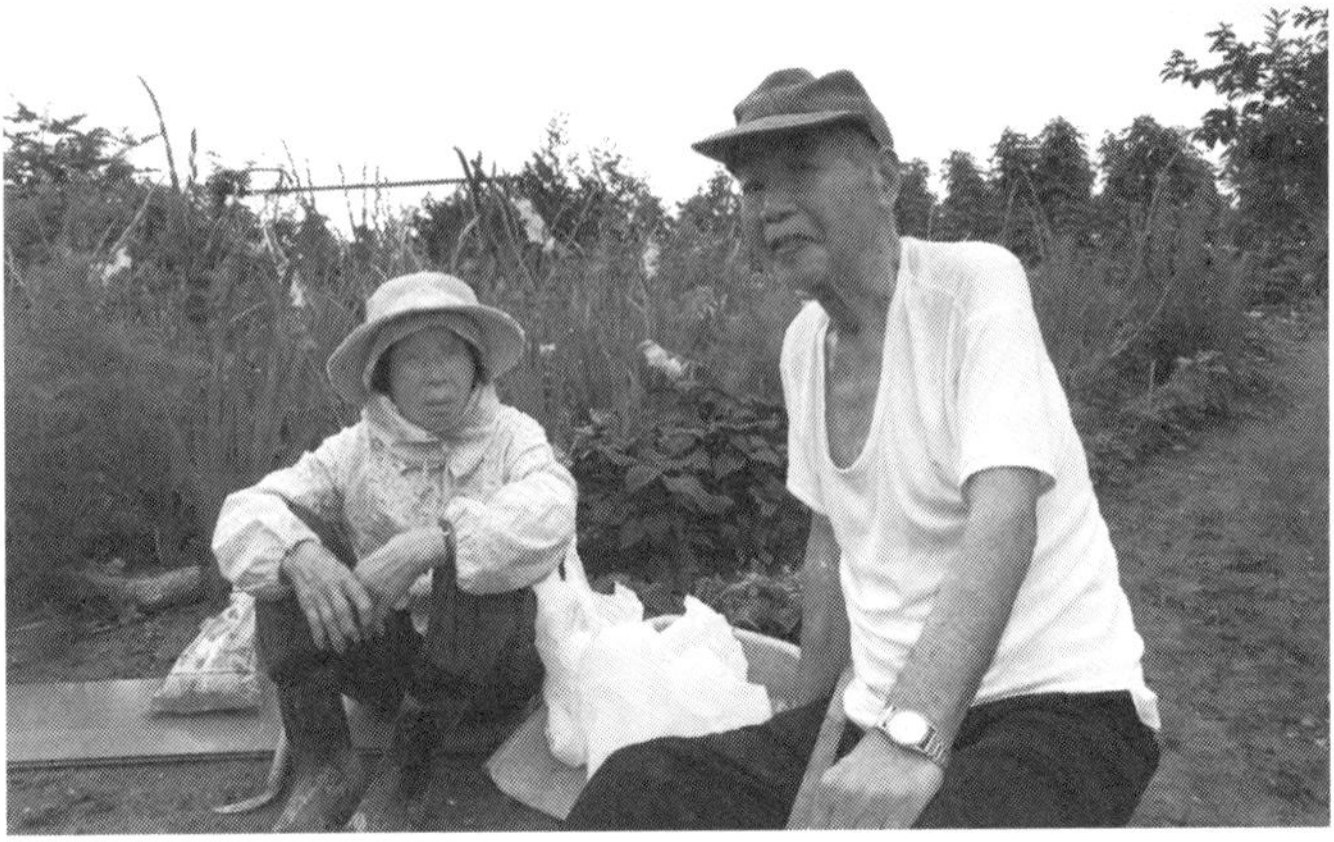

有働さんが自慢そうに言うので案内してもらうと、山々を眺める丘の上に畑がありました。狭くて急峻《きゅうしゅん》な土地が多い村の中の一等地。手前には村唯一のお墓があって、有働さんたちは毎日先祖のお墓を掃除してから畑へ行っていました。その墓石に彫られているのも、半分くらいが「有働家」です。

有働さんは、「この墓場の中でいちばん立派なのが俺のものだ」と教えてくれました。「いいですね」と言いながら、私も、恐らく看護師さんと奥さんも、「あなた、しばらくしたらそこに入るんだよ」と思うわけです。

お墓と反対側には桜の公園もありま

した。畑、お墓、公園と並ぶこの土地は、昔、有働さんたち村人が開墾した場所。桜もみんなで植えたそうです。まだ時期ではありませんでしたが、何十年と経って立派な桜並木になっていました。有働さんはここでも自慢気です。

「昔、自分たち若い衆で植えたんだ。毎年ここで花見をするのが楽しみでね。次の春は先生も一緒にしよう」

病気のことを考えると、ちょっと無理かなという時期です。みんな一瞬黙ってしまってしまいました。本人も「俺はお墓の中で見るから」という思いで言ったのだと思います。私は「そうだね」という言葉と一緒に、こころの中で約束しました。

それから3カ月くらい経った頃。看護師さんから「そろそろ危ないです」と連絡がありました。駆け付けると、家族、親戚、ケアマネージャーなどの関係者も集まっていて、ものものしい雰囲気です。

そうかと思うと、隣のお部屋から有働さんの声が。「おいおい」と奥さんを呼んでいます。

「みんなにありったけの食べものをお出ししろ」

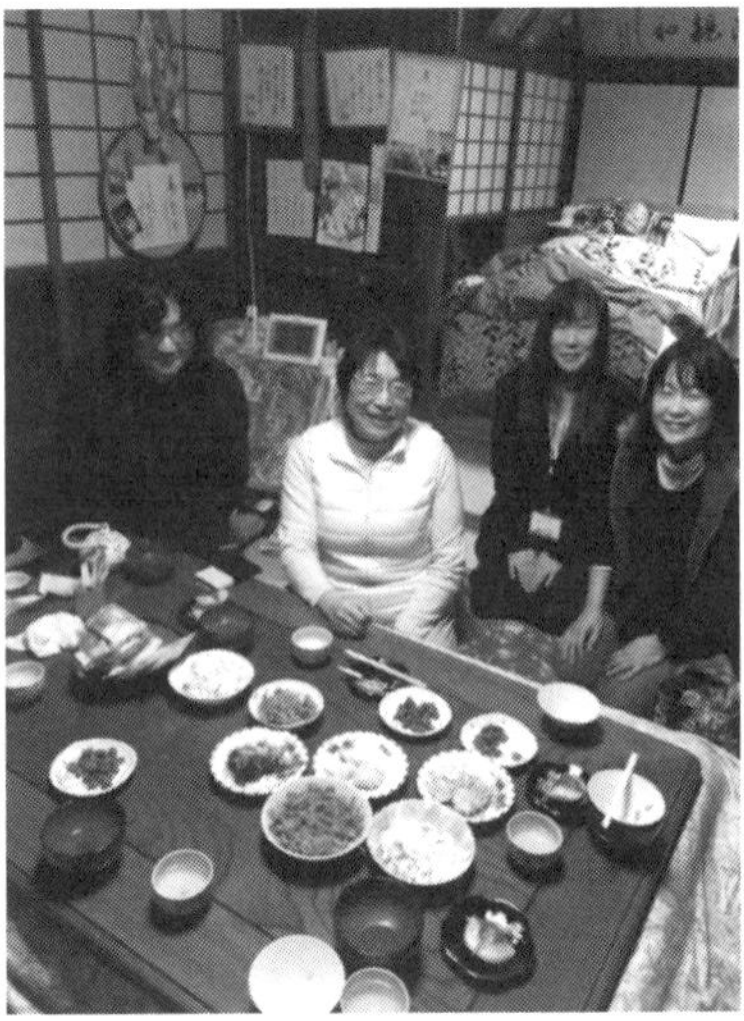

昔の人にとって、ご馳走することはいちばんのおもてなしです。昏睡状態に近いはずの有働さんは、布団の中から奥さんに指示するだけでなく、私たちにも「食べろ、食べろ」と勧めてくれました。田舎の集落で食材を集めるのも大変だったと思いますが、奥さんは手際良く料理を作ってくれて、みんなでおいしくいただきました。まるでお祭りみたいににぎやかな時間でした。

私が子どもの頃は、「野辺《のべ》送り」といって、葬式のあとにみんなでご遺体を火葬場やお墓まで見送る儀式がありました。それが終わるとにぎやかな宴になります。幼い頃の記憶と、有働さんがもてなしてくれた時間はとても似ていました。人を看取り、送り出すことは祝祭に近いのかもしれません。有働さんは、翌々日に亡くなりました。

冬の寒さが緩み、春になって、約束通り桜を見に行きました。奥さんやお孫さん、もちろんお墓の中の有働さんも一緒に。自慢するだけあって、見事な桜でした。横にたくさんのお墓が並んでいるのに、湿っぽさや暗さはまったく感じません。

お墓に手を添えて有働さんに伝えました。

「本当に素敵な桜ですね。自分たちで作った所に入れて、よかったね」

自分らしい判断かを考える

有働さんは最期まで奥さんに命令し、一家の長としてみんなを指揮して亡くなりました。と言っても、わがままだとか横柄だとかいった印象は受けませんでした。最期まで彼らしく生き、ご家族もそれを尊重したのだと思います。

看取る側の人は、最期の時間を過ごす人に何をしてあげればいいのかと悩まれることが多いですが、最期まで本人がその人らしく過ごせるようにと考えればいいのかもしれません。

死が近づいても、騒ぐ人は騒ぐし、寝る人は寝るし、威張《いば》る人は威張ります。必要以上に明るくする必要もなくて、淡々と生きる人はそのまま生きていけばいい。人は生きてきたように死んでいくのです。

人生の最期まで、自分らしく生きていくことができる。それはとても幸せなことだと思います。反省や後悔、未練を飛び越えて、それまでと同じように生きる。それは自分の人生のすべてを肯定することになるのではないでしょうか。

私たちは、もっと自由に、他人を意識し過ぎることなく生きていけばいいのだと思います。多少周囲に迷惑を掛けたり嫌われたりすることになっても、それはそれで仕方がないことなのではないでしょうか。

同時に、自分らしく生きていくのはとても難しいことでもあります。度が過ぎれば受け入れてくれる人がいなくなりますし、「この生き方でいいんだ」と自身を納得させなければいけません。その裏には、揺るがない決意や自信が必要なようにも思います。

あまり難しく考える必要はありませんが、何かに迷ったとき、「正しいかどうか」「やるべきことかどうか」といった判断とは別に、「自分らしいかどうか」という基準があれば、少し生きやすくなるのだと思います。

人生の最終章の友人

「お花を育てられない医者が人のいのちを診れますか」

初めて訪ねた桂子《けいこ》さんのお宅は、何と言えばいいのか、びっくりするようなお家でした。板塀で出来た、吹けば飛ばされるような建物。一見したところでは人が住んでいるようには思えません。戦前に建てられたそうです。意志さえあれば、人間はどんな所でも暮らしていくことができるのだと思い知らされました。

中に入れば畳はなく、ござが敷いてあります。夏は暑くて冬は寒い。大きなネズミが出てきたこともあります。看護師さんが、「あそこで出されたお菓子を食べられないんです……」と言ったこともありました。

桂子さんにはお子さんがいなく、ご夫婦でお総菜屋さんをしていて、旦那さんが亡くなってからはずっと一人暮らしをしていました。70代後半になって、いのちに関わるものではないけれど難病も患《わずら》っている。重い障害と一生付き合っていかなければいけませんし、歩くのもやっとで言葉も十分に聞き取れません。

これから先の人生をどうするのか、どんな医者に支えてもらうのかを自分で調べて、タクシーで私に会いに来てくれました。普通であれば一人暮らしなんてできないような状態です。外来は無理だと思ったので、往診するようになりました。

立ち上がるのも難しいのに、桂子さんは自分の力でしっかりと生活していました。ヘルパーさんに食材だけ買ってきてもらって、自分で料理します。お手洗いも自分で行く。自分で編んだ毛糸の紐《ひも》を柱に結び付けて、それを引っ張って家の中を移動していました。助成金で手すりを付けることができると言っても聞きません。

見事な生き様です。やっぱり一人暮らしの人は強い。その環境で、自分で生きていかなければいけないので甘えがないのです。とても明るい性格で、いつも笑っていました。自分の暮らしをこころから楽しんでいて、境遇をまったく卑下《ひげ》していません。そして僻《ひが》まない、恨まない。だからひとりでも生きていけるのだと思います。

桂子さんはお花を育てるのが好きで、お宅に庭はないのに、自分で盛り土をして小さな花園にしていました。往診に行くと、種から育てたお花や鉢植えなどを必ずお土産に持たせてくれます。

それだけならいいのですが、「あんたのクリニックの窓際に置け」「ちゃんと水をやってるの?」といつも細かく言われます。つい正直に「枯らしちゃった」と漏らすと怒られました。

「お花を育てられない医者が人のいのちを診れますか」

すごいことを言うものです。本当に、困る困る。

いつしかお付き合いは10年以上にもなりました。90歳も超えて、さすがにこれ以上の一人暮らしは厳しいだろうと思い、「施設に入ったらどうですか?」と勧めました。本人も仕方ないと思ったのか、施設を調べ始めましたが、ここでも人には頼りません。「ここは駄目」「ここはまあまあ」と、ちゃんと自分で選んで施設に入りました。

入居してからの生活もいままで通り。様子を見に行くと、ベッドの上を土だらけにしながら鉢植えの根分けをしていました。

その施設には嘱託医《しょくたく》がいて、私が往診することはできませんでしたが、桂子さんは車椅子で外来に来てくれていました。体調が悪くなったりすれば嘱託医が対応するわけですから、実際には、遊びに来てくれているような感じです。私は自分のことを、彼女の人生の最終章を一緒に生きる友人だと思うようになりました。

当然、最後のときには看取るつもりでいましたが、桂子さんが亡くなったとき、私は駆け付けることができませんでした。危篤になったことを、施設から知らされなかったのです。何かあれば当然教えてもらえると思い込んでしまっていました。

もちろん、施設の人も私の存在を知ってはいたのですが、患者と医者がそんなに仲良くしているということが彼らにとっては想定外だったようです。何かあれば嘱託の先生や救急車を呼ぶとマニュアルで決められていて、それ以上のことは考えられなかったのだと思います。

桂子さんは障害を患った頃、ヘルパーさんにもなかなか頼ろうとせず、唯一こころを開いたヘルパーさんとは10年くらいの付き合いでした。もちろんヘルパーさんは私とも親しかったのですが、彼女ですら私には知らせてくれませんでした。「あなたも私と桂子さんの関係を知ってるのに、なんで私に連絡してくれなかったの？」と聞いたら、「そんな差し出がましいことはできません」と困惑していました。それも仕方のないことなのかもしれません。

実際に知らされたのは、亡くなって1週間以上経ってから。お葬式にも間に合いませんでした。いま思えば、事前に施設の人に連絡をくれるようにしつこくお願いしておけばよかったと、悔やんでも悔やみ切れません。

それから私は、自分の関わった人たちが別の病院や施設に入ったときには、何かあれば必ず知らせてもらうようにお願いしています。病院や施設の対応について悪く言うつもりはありませんが、大事な人の最期にちゃんと寄り添うことは、とても難しい。お花のことで怒られたときの、桂子さんの言葉を思い出します。

桂子さんは、私に大きな学びを残してくれました。それは私のためだけではなく、これから先亡くなっていく人が、私という医者の手を借りて、後悔なくちゃんと旅立つことができるためでもあったのだと思います。

くっついて、離れて、またくっつく

死に逝くとき、誰にも看取ってもらえずにひとりで旅立つ。それで良しという人もいるかもしれませんが、実際にそばにいなくても、「あの人がいてくれる」という支えは心強いものです。

では、家族のいない人は不幸なのかというと、そんなことはないと思います。逆に「結婚しなければ」「子どもを作らなければ」と形にとらわれて、無理して生きている人もいるのだと思います。

ひとりの人間が生まれてから死ぬまで、たくさんの人と出会います。けれど、ずっと一緒に生きていく相手は、実はほとんどいません。伴侶《はんりょ》や子どもでさえ、共に生きるのは長い人生の一部ですし、親も途中でいなくなります。兄弟でも、ずっと一緒に暮らすということは珍しい。

いろいろな人たちと、少しずつくっついて、離れる。また別の人とくっつく。一度離れた人と、またくっつく。その積み重ねによって、人生は厚みを増していくのだと思います。たくさんの関わりの中で、たまたま最期の時間を一緒に過ごしてくれる人がいる。友人でも隣人でもいい。あるいは医者でもいいのかもしれません。瞬間、瞬間に自分を思ってくれる人がいれば大丈夫。普段生きていく中で、ちゃんと人とのふれあいを大事にしておけば、自然とそうなるのだと思います。

講演会などで、高齢の方に「2人いればコミュニティ」というお話をすると、みなさん安心されます。結婚していなくても、伴侶に先立たれていても、子どもがいなくても大丈夫です。

そうした相手がいないなら視点を変えて、新しい友人をつくってほしい。あるいはいままでの関係を見直してみる。「ひょっとしてあの人がこころの友だったのかな」ということもあります。そう考えると、ずっと会っていなかった人に連絡してみようとも思えます。私が関わる患者さんでも、実際にそういうことをされる方はたくさんいらっしゃいます。最期を一緒に過ごせる、交流できる相手がいないのならば、いまから準備しておく。それはとても大事なことなのです。

迷いなく生き切るために

「私の息子を育ててくれてありがとう」

黒川《くろかわ》さんご夫婦は、地元で有名な和菓子屋さんを営んでいました。最初は旦那さんが軽い病気で私のクリニックにいらっしゃったのですが、後に脳梗塞を発症して、身体が不自由になってしまいました。

お菓子作りも難しくなってしまったのですが、奥さんがやり方を教わりながら、旦那さんの代わりに作りました。旦那さんは働けなくても口は達者です。奥さんは「餅の伸《の》し方が悪い！」――なんて怒られながらもがんばっていました。

近所の人も応援を兼ねてよく買いに来てくれて、なんとかお店を続けていくことができました。奥さんのお菓子作りもだんだんと上達。1年も経つ頃には旦那さんが作るものと遜色《そんしょく》のない、おいしいお菓子を作れるようになりました。

旦那さんが脳梗塞になってから数年後、今度はがんが見つかってしまいます。症状が進んでもう長くないと知ったとき、ご夫婦は自宅でのお別れを選びました。お店と自宅は同じ建物。仕事をしながらでも一緒にいられます。危篤になって息遣いが荒くなってきても、奥さんは旦那さんの様子を気にしながら、注文のお菓子を作り続けました。私が寝室の旦那さんを診ていると、扉一枚隔てたお店から、奥さんの静かで力強い思いが伝わってくるようでした。

「奥さんの腕も上がってきました。ずっと家にいられてよかったですね」

旦那さんの耳元で伝えると、少し瞬きをして、涙をにじませました。そして翌日の明け方、彼は亡くなりました。

奥さんは最後まで献身的に、見事に旦那さんを看取りました。

「よくがんばったね。これから少し休んだほうがいいよ」

「そうね。仕事も介護もがんばった。主人ももう文句は言わないでしょう」

けれどほっとする間もなく、今度は奥さん自身ががんになってしまいました。大きな病院で治療を続け、ときどき私のところにも顔を見せてくれたのですが、そのたびに顔色が悪くなっていきます。

「治療はもういい、というときも来ると思います。そうしたら必ず私に相談して」

何度かそう伝えましたが、「もう緩和ケアに切り替えたほうが本人は楽になるのでは」という段階を乗り越えて、治療が続けられていました。

クリニックの看護師さんたちと「黒川さん入院してるって。重症らしいね」と話をしていたら、黒川さんが入院している病院から電話がありました。

「もう危篤状態で意識が混濁《こんだく》する寸前ですが、ずっと家に帰りたいと言っています。内藤先生に診てもらう約束だと」

ずっと前からの約束です。断るわけにはいきません。

「わかりました。どんな状態でも引き受けます」

「でも救急車の中で、もし息を引き取ったら」

「私が責任を持ちます。とにかく帰してください」

自宅に帰った黒川さんの所へ行くと、まだギリギリ意思疎通ができる段階でした。

「よく帰って来たね。私が診るよ」

「ありがとう」

危篤の報《しらせ》を聞いて、2人の息子さんも帰って来ていました。黒川さんが元気なときに秘密話を聞いていたのですが、この2人は旦那さんの連れ子で、前妻であるお母さんは早くに亡くなっていたそうです。黒川さんはまだ幼い子どもたちと出会ったとき、決心しました。「自分の子どもを産んだら、絶対えこひいきしてしまう。だから産まない。この子たちにしっかりと愛情を注いで育てていく」

私と息子さんたちはこのとき初対面です。長男さんは、ふっくらして旦那さんにそっくりな顔。けれど次男さんは似ていませんでした。

次男さんはお母さんの姿を見た途端に、「お母さん、逝かないでくれ」と縋《すが》り付きました。容体が小康状態になって、隣の部屋でみんなが休みしていても、ただひとりお母さんの手を握って号泣しています。

けれどある瞬間、ふと泣き声が止まり、次男さんは居住まいを正しました。その場が静寂に包まれ、空気が澄み渡ります。

次男さんは透き通った目で言いました。

「お母さん、いままでありがとう」

すると黒川さんの目から涙が一筋流れて、最後のときを迎えました。

そのとき思いました。次男さんは、実のお母さんにそっくりなのではないかと。旦那さんの前の奥さんが息子さんに降り立って、「私の息子を立派に育ててくれてありがとう」と黒川さんに伝えに来た。私はそんな風に感じたのです。

自分の選択を受け入れる

黒川さんは、誰かに「自分の子どもを産むんじゃない」と言われたわけではありません。2人の息子さんに愛情を注いで育てていくのだと自分で選びました。そうして自分で自分の決めた人生を、見事に生き切った。立派に女の一生を閉じたのです。その最期はとても凜々《りり》しい姿でした。同じ女性として、母として、心底尊敬します。

自分の選択を、確固たる意志として「これでいいんだ」と確信することができる。これは何物にも追い詰められずに、自分の人生を迷いなく生きることができる条件なのかなと思います。

きちんと自分で考えて選んだのだから後悔しない。進まなかったほうの道は考えず、いま歩いている道を正解にする。そういう生き方をしてきた人は、自分の最期が近くなったことを知っても、揺るぎません。病気になったらなったで、残された時間でどうやって人生を締めくくればいいのかと考えるのだと思います。

欲望や願望を果たしていくことが人生の成功だと考えると、どれだけ手に入れても満足できません。物質的にたくさんのものを持っている人、その意味で他人から羨まれるような人ほど、最後の最後で煮え切りません。「自分の人生はこれでいいのだ」という境地に辿り着けずに、「まだ、あれがしたかった」「あのとき、こうするんじゃなかった」と、後悔のほうが一杯です。

その裏返しなのか、引退してから何年も経つのに、かつての肩書や立場をひけらかしたりする人もいます。もちろん本人の人生ですからお気持ちは尊重しますが、なかなか「見事に生き切った」という最期にはならないことが多いようです。

病気になったということは仕方ない、とはなかなか言えませんが、最期まで引きずらないことができたら、心身共に楽な時間を過ごせるかもしれません。病気になってしまったこととは別に、それまでの人生はあったわけです。後悔から抜け出せずに人生を終えてしまうのは、自分の一生を否定することにもなります。それはあまりに悲しいことなのではないでしょうか。

帰る場所、旅立つ場所

「ただいま！」「お帰り！」

弘美《ひろみ》さんは40代のお母さん。こんなに若くして、まさか自分が末期がんに侵されるなんて考えてもみませんでした。入院した病院のお医者さんは冷たいし、何よりご飯がまずい。けれど、子どもの面倒を見ている夫に差し入れしてくれとも言えません。ご夫婦には3人の息子さんがいて、上の2人は家を出て独立していましたが、いちばん下の息子さんは中学校に入りたてでした。家族それぞれに仕事や学校があるからお見舞いに来てくれる時間も限られます。一日中、ずっと病院のベッドで孤独に寝ているしかありません。

こんなことだったら、家に帰って最期の日々を過ごしたいと決心しました。そうして自分で外出届けを出して、私のクリニックにやって来ました。

彼女は5分ほど泣いたあと、その涙を拭い、私の目を見て話しました。

「先生、もう病院にいるのは嫌です」

「なぜですか？」

「病院には私の宝物がありません」

「宝物って何ですか？」

「家族です。いちばん下の子どもはやっと中学校に入ったばかりです。朝は行ってらっしゃい！　って送り出してあげたいし、帰ってきたらお帰り！　って迎えてあげたい。家族と一緒にいる時間が私の宝物なんです」

「問い詰めるようで申し訳ないのですが、これ以上の治療は望まないということでいいんですね？」

「我慢して治るならいくらでも我慢するけど、もう抗がん剤が効きそうにありません。それなのに、また新しい薬にチャレンジしようと言われています。家族もそれを望んでいる。でも、自分の身体だからわかるんです。あと1回強い薬を入れられたら、起き上がれなくなって、家族とも話せなくなる。私は1日でもいいから、子どもと夫と一緒にいたい。先生、助けてください」

彼女自身の気持ちは十分にわかりました。同じ立場であれば、誰だってそう思うはずです。けれど最期を自宅で看取るためには、家族の協力が不可欠です。本人の意見だけでは決められません。一旦、旦那さんと相談してくるように伝えました。

数日後、弘美さんの横に座る旦那さんに、私は聞きました。

「自宅で診るということは想像以上に大変です。がんばれますか?」

旦那さんは即答しました。

「妻の望みが僕の望みです」

そのひと言を聞いてわかりました。「ああ、これが彼女の宝物なんだな」と。

「がんばるしかないよ。がんばるしかない。妻に付き添うために、時間が自由になる仕事に変えます。僕がいない時間は妻の姉や友だちに頼みながらがんばります」

強い言葉の裏で、やっぱり相当悩んだのだろうと思います。そのまま病院にいて、少しでも望みのある治療をしてもらいたいというのが本音でしょう。けれど、おとなしそうな奥さんが断固として、「あの病院には帰りたくない。自分の大事な人生が無駄になる。家族のそばに帰りたい」と言い張っている。その姿を見て、本人の思いを最優先することを選んだ。本当に見事な決断です。

弘美さんをケアするのは、私や看護師さんにとってもつらいことでした。当時私たちはちょうど弘美さんと同じくらいの年齢で、同じような年齢の子どももいる。我が子を残して旅立つことの悲しさや悔しさ、どんな気持ちで布団の中に寝ているのかが、ひしひしと伝わってきます。

ある日看護師さんがこぼしました。

「先生、もうつらくてつらくて、ドアの前で泣きそうになっちゃうんです。でも30秒深呼吸して、面白いことを思い出して、がんばって笑顔を作ってから、思いっきり元気にこんにちは！　ってドアを開けるんです」

ご家族は団地に住んでいらっしゃいました。往診に行くと、小さな子どもたちが遊ぶ声や、夕ご飯の準備をする音、いろいろな暮らしの営みが聞こえてきます。小さいけれどキラキラ輝くような幸せがたくさんあって、平和そのもの。まさかドアの向こうに重症の女性が寝ているなんて、誰も想像していなかったと思います。

私は、そのギャップが悲しい反面、素敵だなとも思いました。「ここに帰ってきたかったんだな、すごい決断をできたね」と。


旦那さんはすごく優しい方で、細やかに弘美さんの面倒を見ていました。近くのスーパーで奥さんの好きなものを買ってきて、料理して食べさせてあげる。お姉さんにも手伝ってもらいながら、子どもたちの分も用意する。本当に、がんばりました。

季節が春に差し掛かった頃、往診に行くと、ドアを開けた瞬間にフワーッと甘い香りが。旦那さんが苺を潰して苺ミルクを作ってあげていました。とても大きな粒の苺で、高価なものだったと思います。2人で食べている姿は、まるで新婚さん。大切な時間に乱入してしまったような気持ちになりながらも、とても素敵な場面で、思わず泣いてしまいそうになりました。

それは悲しみの涙ではなく、2人の愛情に対する感動の涙です。どうしても悲しくなってしまう日々の中にも、2人は一瞬の幸せを探していたのだと思います。旬の果物を買ってきて、2人でおいしく食べる。そのときだけは、病気なんて忘れてしまいますよね。普段からそうしたことを大事にしてきたのでしょう。介護で忙しいはずなのに、旦那さんは失ってはいけないものが何なのかを、忘れずにいたのだと思います。

トイレに行くときは、肩を組んで2人一緒に。自分で用を足せるかどうかということは、人間にとっての尊厳に関わります。まだ若いのに、おむつを当てたり、ポータブルトイレにしたりなんて、絶対に嫌なはずです。

「トイレは大丈夫ですか?」と聞いたら、旦那さんが笑いました。

「先生、団地の狭い家というのもいいもんだよ。ベッドから5歩で行けるから」

つられて私も笑ってしまいました。ユーモアは人を救います。旦那さんの明るく前向きな人柄は、弘美さんの大きな支えになっていたのだと思います。

いちばん下の息子さんはお母さんが病院から戻って来てから、一緒にいる時間が家族の中でいちばん長かった。弘美さんもその子がいちばん気になる様子で、一緒にいられることをすごく喜んでいました。

息子さんは少しのんびり屋さんでした。息子さんとお母さんだけが家にいるときに、電話で様子を聞いたことがあります。

「お母さん、どう？」

「静かです」

慌てて「ええーっ！　いい？　お母さんが30秒に何回呼吸するか数えてみて」と言うと枕元に行った様子。「先生、10回でした」という返事にほっとするなんていうこともありました。彼も立派に見守り役を果たしてくれていたのです。


そうしてお家に戻ってから3カ月くらい。「そろそろかな」という段階に入りました。意識が混濁して、目が覚めていても会話できるような状態ではなくなっていきます。いよいよ昏睡状態に入ってしばらくしたとき、看護師さんが診ているとと息子さんがドアを「バンッ！」と勢いよく開けて帰ってきました。

「ただいま！」

看護師さんが「お帰り」と言おうとしたら、それまで意識がなかったお母さんが、目をパッチリと広げて、大きな声で「お帰り！」と。

私たちが声を掛けても返事はない状態だったのですが、愛する人に向けてはがんばれるのかもしれません。耳に届く声が、大切な人の声だとわかるのだと思います。

それはもう、亡くなる数日前の出来事でした。ベッドサイドには、3人の息子さんががんばって作った写真のコラージュボードが。幼い頃の息子さんたちが、お母さんと一緒に笑っていました。

旦那さんはしっかりと付き添うことができたので、「よくがんばったね」という気持ちが半分。もう半分は、やっぱり「逝かないでくれ」という気持ちだったのではないかと思います。最期の頃は、「死にたくない。つらい」と2人で抱き合って泣いたこともあったそうです。

四十九日を終えてから、旦那さんに聞きました。亡くなった直後には聞けなかったことです。

「あれでよかったのですか？　亡くなったあと、みんな大丈夫でしたか？　私たちは十分に支えられたのでしょうか」

「妻は子どもたちとたくさん一緒に過ごせて、幸せでした」

弘美さんが亡くなってから数年後、うれしい偶然が起こります。

私はある高校の講演会に呼ばれました。話し終わると、背の高い青年が私の所へやって来ます。

「先生、あのときは母がお世話になりました」

立派に育ってひと目ではわからなかったけれど、お母さんにそっくりな顔に見覚えがありました。弘美さんもこんな姿を見たかっただろうなと思うと、自然と涙がこぼれてしまいました。

それぞれが自立した家族に

死に逝く人にとって、家族の持つ力はやはりとても大きいのだと思います。最期まで家族の声を聞いていたい、同じ部屋の中で暮らしたいという思いが、本人を突き動かします。病身を厭《いと》わず、自分で病院へ外出届けを出してでも、私の所へやってくる。それほどの原動力になるのです。

そしてもちろん、家族の存在は本人の助けにもなります。愛する家族がそばにいてくれるということは、何よりも温かいケアです。肉体的には医療者や介護者でもいいのかもしれませんが、精神的な部分では、家族にしか果たせない役割が多分にあるのです。

ただ、どんな家族もそうだということではありません。患者さんの中には、「つらい」「苦しい」だけしか言えずに、残される人を苦しめてしまう人もいます。看取る側も悲しむだけで、本人の不安を和らげてあげることができない。それほどまでに、病気や死という現実は厳しいものだとも言えます。

いざというときに、お互いの助けとなるために必要なのは、どんなことでしょうか。生まれ育った環境が違う人同士が出会って、夫婦になります。一緒に暮らしはするけれど、そこにいるのはひとりの人間と人間です。お互いがお互いの力になるためには、依存し過ぎてはいけないと思います。

これはみんなできているようで、実は難しいことではないでしょうか。「いつも相手の助けを期待してしまう」ということだけではありません。「あの人がいるから」「あの人が言っているから」といった視点ばかりで考えてしまう。もちろん必要な考え方ではありますが、行き過ぎると、それも依存になってしまいます。

頼り、頼られるけれど、もたれ掛からない。まずはそれぞれ自分という人間がいて、お互いにそれを認め合い、尊重しながら支え合っている。そうした生活ができると、2人の生き方がはっきりとしていくのだと思います。

そんな2人に子どもが生まれれば、自然と自立した人間に育つように思います。そうして築かれていく関係性が、本当の家族の姿なのではないでしょうか。

もちろん、誰もが結婚して家族を持たなければいけないと言いたいわけではありません。ひとりでいるという選択をしたのであれば、それも素晴らしい人生です。ただ、できたらみんなで過ごすという経験してもらいたいなと、親心の立場で思うのです。

究極のポジティブ思考

「お母さん、見事だよ。私は拍手する」

私の母は現在御年96歳。名前を「富士丸《ふじまる》」といいます。遊びが好きだった祖父が、芸者さんみたいな名前を付けました。

以前、母に聞いたことがあります。

「船みたいだし、芸者さんみたいだし、小さいときにからかわれなかった？」

「そんなことは全然ありません」

「嫌じゃなかった？」

母は胸を張りました。

「何言ってんの。うれしいことです。日本一の名前に恥じない人生を送ろうって、ずっと思っていました」

我が母ながら、すごいポジティブさだと思います。

同時に他人にも自分にも厳しい人です。母も父も戦中の貧しい時代に教師をしていました。父の義太郎《ぎたろう》はどちらかというと「脱力系」。寒い冬、教室に太陽の光が差すと、そこにみんなのイスを移動させて、「暖かいね」と授業をするような人です。ところが母は、「日に当たるな。集中すれば寒さも忘れる」。とてもスパルタな教師だったそうです。

もちろんただ厳しいだけではなく、ちゃんと生徒のことを考えていました。少し学力の低い子たちを朝早く学校に呼んで、その日の授業の予習をさせます。授業ではその子たちを指名して答えさせる。さすがに朝勉強した所だから、みんなの前で正解できます。優秀な子たちには、放課後に授業の内容以上に難しいことを教えていました。子どもたちにとってその中に加わるということは、モチベーションにもなっていたのでしょう。そうしてそれぞれの自信とやる気を引き出していたそうです。

父は53歳で脳溢血を発症して、一晩でこの世を去りました。以来、母が女手ひとつで私と弟を育ててくれました。父の四十九日を終えると、母は満50歳にしてトラックの運転免許を取ります。その頃営んでいた魚屋の仕入れのために、2トン車で山越えをする毎日でした。

母は学生の頃、県の駅伝大会で1位になったことがあります。私なんて最後まで走れないと思います。そう言うと、

「あんた、なんでそんなに根性がないの。いちばんでゴールするのもビリで走るのも、つらさは同じ。だったら、なんでいちばんで走らないの」

と、ぐうの音も出ないお言葉でした。

常に自分の課題に対して一生懸命。そこは真似できません。

そんな母も92歳のとき、病気を患っていよいよ亡くなりそうだということがありました。黄疸《おうだん》が出て、腹水《ふくすい》も溜まっている。がんが疑われましたが、身内の場合自分だけでは冷静に診断できません。ほかの先生にも診てもらうとやっぱりその通り。「1週間ぐらいだろう」と言われて、家族一同覚悟していました。

ところが、日一日と黄疸も取れて回復していきます。5日も経ったらケロッとして

いる。

「お母さん、すごく具合悪かったんだよ」

「ああ、そう。やっぱり。実は義太郎さんが枕元に来て、さあ、行こう。待たせたねって手を差し出されたの」

「なんでその手を取らなかったの?」

「嫌だよ。まだ逝きたくありません。だから待ってない!って枕投げたのよ。もう帰って!あのときの私はもういない!って。そしたらしょんぼりして帰っていった。ちょっと悪かったかしら」


さすがに「ひどい!」と言いながらも、母らしいなとも思いました。父は急死だったので十分なお別れもできなかったけれど、あとになって「私と会えたんだから、彼の人生は十分幸せだったと思う」と言い切っていたような人です。

母はまだご存命です。ずっと私の弟家族と同居していたのですが、数年前から施設に入りました。最近母と会うときは、必ず「お母さん、長くよく生きたね」と言うようにしています。すると、いたずらっ子のように笑います。

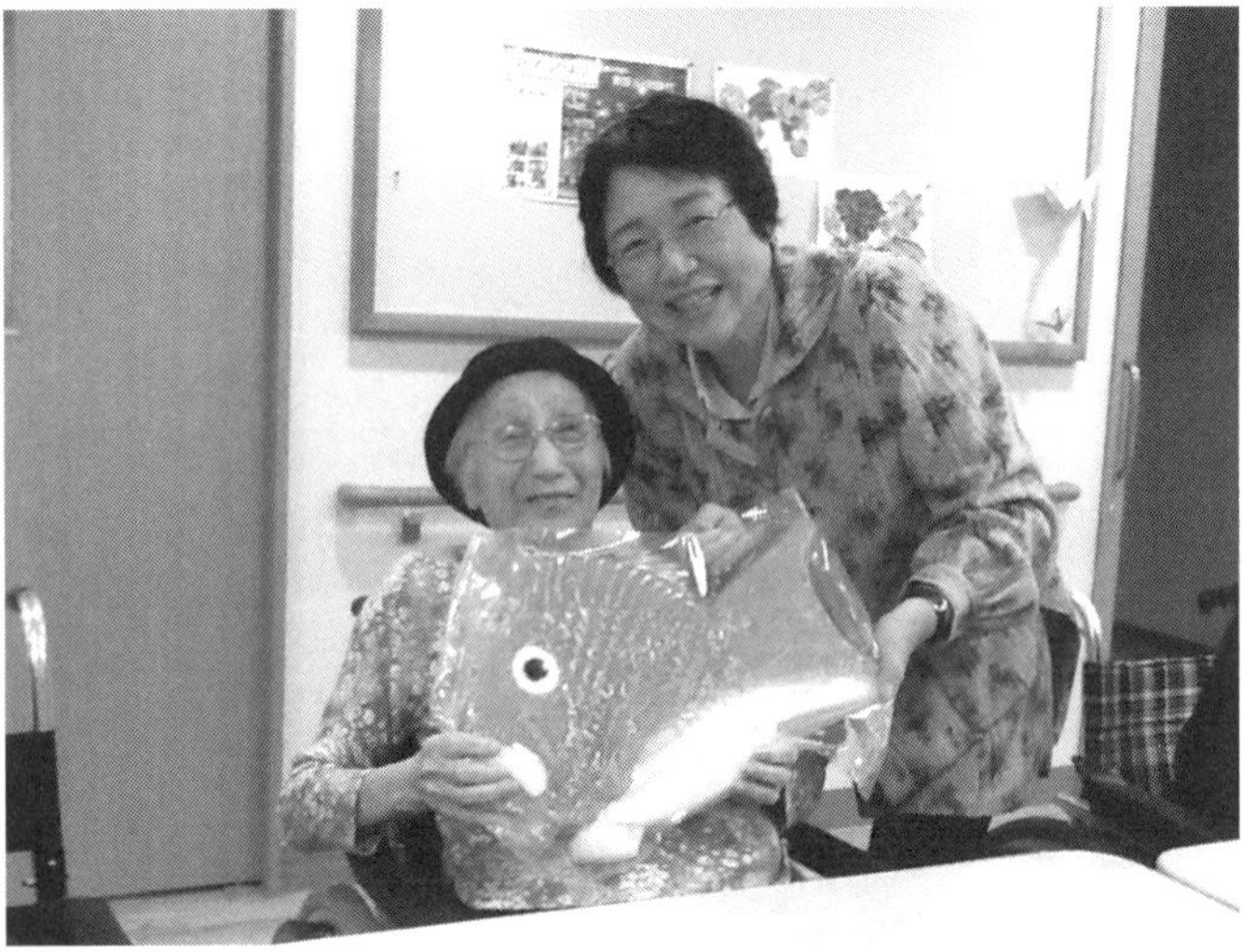

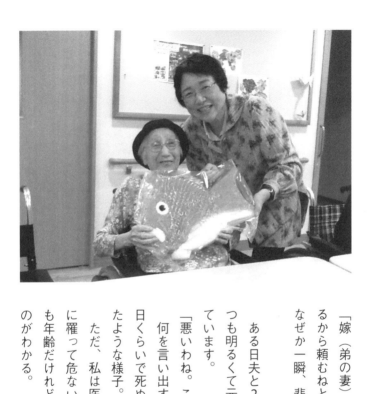

「嫁（弟の妻）にも、100まで生きるから頼むねと言ったのよ。そしたらなぜか一瞬、悲しい目をしたわね」

ある日夫と2人で会いに行くと、いつも明るくて元気な人がしんみりとしています。

「悪いわね。これが最後のお別れよ」

何を言い出すかと思ったら、「あと2日くらいで死ぬから」と、何かを悟ったような様子。

ただ、私は医者です。母は重い病気に罹って危ないときもあったし、年齢も年齢だけれど、いまはまだ大丈夫なのがわかる。

「あと2日ってわかるの？」

「それくらいがいいところね。今日は来てくれて本当にありがとう」

そう言われて、私は「そうなんだ」とニコニコしていました。「自分でわかるってすごいね。さすがお母さんだね。これまで私たちのために一生懸命働いてくれてありがとう」と、全然悲しまずにニコニコし続けている。横で夫もニコニコ。

するとと母は急に怒り出しました。

「おかしいわね。嫁に言ったらうろたえるし、息子に言ったら涙を流したのに、あんたたちは笑うの？」

完全に故意犯なのです。

「みんなの助けを借りて、100歳近くまで生きた。天から与えられた寿命を生き抜くなんて素晴らしいことです。病院で管だらけになって、こんなの嫌だと言いながら死んでいくんじゃなくて、いまから死ぬって言いながら自然に死ねるなんて、お母さん、何万人にひとりだよ。見事だよ。私は拍手する」

私は本音でそう言ったのですが、「あんたは引き止めてもくれずに親不孝者だわね」と、さらにプンプンしてしまいました。けれど、しばらくしてお互いにこらえ切れなくなって、3人で笑いました。

数々の「金言」を残してくれた母も、いまは本当に人生の最期の章へ向かっているようです。これまでは子どもとして甘えたり、「よく生きたね」と言ったりできましたが、これからはなるべく、「お母さん、ありがとう」とだけ伝えようと思います。

困難の乗り越え方を知る

私は母に会うたび、「この人を超えることはできないな」と感じます。何がすごいのかというと、究極的に前向きだということです。単に楽観的だとか、ポジティブだとかということではなく、目の前に困難が現れても、下を向くことなく自分の力で乗り越えることができる。つらいことや悲しいことがあっても、「なにくそ！」と立ち向かうことができる。身内話で恐縮ですが、母ほどそうした生き方を貫いている人を、私はほかに知りません。

戦中戦後を生き抜いて、早くに夫も亡くして、働いて、働いて、生きてきました。子育てがひと段落したと思ったら、乳癌にもなってしまった。それでも、めげることはありませんでした。常に150パーセントの力を出して生きています。人への奉仕も忘れません。

そうした生き方が長生きの秘訣、と言えるかどうかわかりませんが、やはりいつも明るく、へこたれない人のほうが、充実した老後を送ることができるのだと思います。年を取っていけば、若い頃とはまた違った種類の困難が、若い頃以上の数で現れてきます。過去に大きな困難を乗り越えた経験がない人は、どうしても打たれ弱くなってしまう。精神と身体は直結していますから、気持ちで立ち向かうことができなければ、身体もどんどん弱っていってしまうのです。

困難を避けずに、正面からぶつかって生きてきた人は、その困難の形は違えど、「乗り越え方」を知っています。どんなことがあっても「あの頃に比べたら大したことじゃない」「まあ、なんとかなる」と考えることができる。

生きていればいろいろなことがあって、時には立ち上がれない、立ち上がりたくないと思ってしまうことがあります。そうした自分を責める必要はありませんが、その時間が、必ず将来を豊かにすると考えることができれば、目の前の現実も少し色が変わって見えるのではないでしょうか。

column

自分をケアする力を育てよう

私たちの仕事は、常に緊張を強いられます。末期の患者さんを診ている時期は体力的にも厳しいいし、亡くなればやはり精神的にもつらい。自分で自分のケアをすることはとても大事です。意識すべきは「体」「こころ」「社会性」「スピリチュアル」の４つ。これはどんな職業の人でも同じだと思います。そして多分、みんな苦手です。

まずは「体」。ゆっくり休む日を作ったり、整体やマッサージに行ったり。女性であれば、美容院へ行く。そうしたことも含めて「体」です。

特に日本人はみんな無理してしまいます。残業して寝不足になって、それでも休日出勤。それでは絶対にいい仕事なんかできないとわかっているのに、集団的意識として正しいことだとされてしまっています。

２つ目は「こころ」。映画を見たり、親しい友人に会ったり、楽しいことをする。あるいは自然に触れる、温泉に入る。

ある認知症の人が言いました。「楽しいことだけ言って。嫌なことは言わないで。もう年だから、なんて言わないで」。その人は認知症になったことで、ずっと背負ってきた「重し」が取れたのだと思います。人の背中にはどうしても荷物が覆いかぶさってきますが、少しの間だけでも地面に下ろして、ホッとする時間を作りたいものです。「社会性」は、家族も含めて、人との関係性です。これも気を付けていないと、後回しや見ないフリをしてしまいます。ギシギシした部分があれば、油を差して調整する。

そして「スピリチュアル」というものを意識する。「スピリチュアル」は「こころ」とは違うものです。「神」とか「宇宙」とか、呼び方はいろいろありますが、人いなるものと繋がっていて、常に凪《な》いでいる部分。「こころ」は自分と繋がっている、もっとざわついたものです。

ヨガ、瞑想、座禅。頭を真っ白にできることであれば何でもいいと思いますが、私の場合は茶道です。お茶の稽古をすると、自分が元の形に戻っていく感覚になります。毎日少しずつこびり付いてしまう脳の中の小さなゴミを、細いブラシでヒュッヒュッと削り取っていくような。

スピリチュアルというと訝《いぶか》しがる人もいますし、実際に怪しい活動もあります。まずはやってみて、「あんまり合わないな」と思ったら、すぐにやめればいい。自分でこれはいいなと納得できれば、続ければいいのだと思います。

第3章

やり残しのない人生を

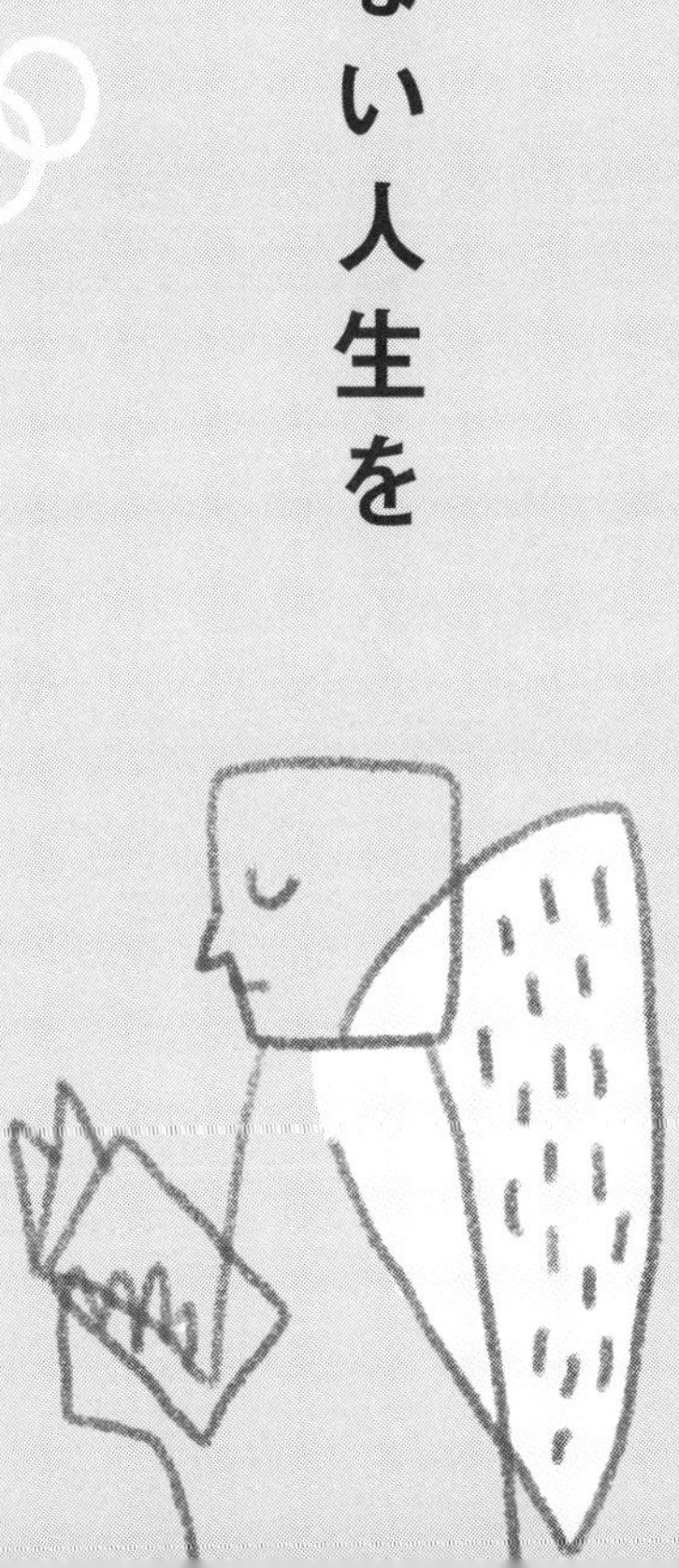

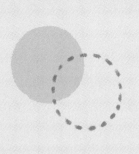

静かな笑顔だけを残して

「お部屋をちゃんと片付けないと」

私が研修医を終えて、大学病院の医局員として働いていた頃に出会った、23歳の女性のお話です。名前はユキさん。この経験が、私にとって初めての「在宅ホスピスケア」となりました。

私は彼女の担当医だったわけではなく、出会った当初は特に親しくもありませんでした。当直の夜などにたまにお話しする程度。院内の報告会で、彼女がもう長くないということは聞いていました。がんが肺に転移し、余命で言えば3カ月以内。

彼女の胸には胸水《きょうすい》を抜くために人差し指くらいの太いチューブが差し込まれ、吸引器のブクブクという音が病室に響いていました。いまは高級マンションみたいな病院もありますが、そこは古い病院で、環境もあまり良くありませんでした。発熱に苦しんで、「ふう、ふう」と唸っている。汗で髪の毛もベットリとして、お風呂に入れるわけでもありません。

希望に満ちて、彩り溢れる毎日を過ごすはずの年頃です。それがたくさんの管に繋がれて、苦しみながら天井を見ているだけ。治るならそれでもいいのかもしれないけれど、その見込みもなく閉じ込められているということが、どれだけ歯がゆいか。

何度か話をする中で、私は少しずつ彼女のことを知っていきました。大学院でフランス文学を学んでいる。文章を書くのが好きで、すでに映画雑誌にエッセイなどを発表し、原稿料をもらうまでになっている。

すごく大人びていて、いつも静かに微笑んでいました。がん末期の残酷な現実と彼女の明るさが対照的で、凛とした姿にとても心惹かれました、気が付けば、私は毎日彼女とお話しすることを楽しみにしていました。年が近かったこともあって、患者と医師という関係を超えた友情を感じていたのです。

本人は自分に残された時間や病気のことをある程度わかっていたと思います。あるときこんなことを言いました。

「先生同士の会話って、かなり無防備だよね。英語でもフランス語でもドイツ語でも、なんとなく似ていて、わかるときがあるんです。それに目の前に置かれるあのカルテ。覗いてしまおうかと思うときがあります」

彼女にはやりたいことが山ほどありました。映画も観たいし、素敵な人と恋愛だってしたい。大学院だってまだまだこれから。いまで言う「終活」のようなイメージではなくて、とても明るく話します。まるでピクニックの相談をするように。

けれどやっぱり弱音や自分の望みを言うわけにはいきません。まだ本人にがんの告知すらされない時代です。周囲の人たちも「大丈夫」「心配ない」と言うことはできても、彼女の本音を聞いてあげることはできていませんでした。そんなことは日本中誰もやっていなかった。家に帰ってみるという想像すらできなかったのです。

私だったらこんな所にいたくない。絶対家に帰る。私は見るに見かねて、ある日言ってしまいました。

「これからどうしたい？　帰ってみる？」

もちろん、それを本人が受け入れてくれるかどうかはわかりません。けれど、この子なら多分わかってくれるだろうなと感じていました。するとやっぱり目を輝かせて言ってくれました。

「帰るなんてできるんですか？」

「熱が下がったら思い切って帰ろう。私が往診するから安心して」

「本当？　夢みたい。先生、お願いします、まさかこんなに長い間入院するとは思っていなかったから、お部屋もそのままなの。日記や書きかけの作品もある。ちゃんと片付けないと」

本人の意思は確認しましたが、そこから数々のハードルがあります。

まずご両親です。お母さんは毎日お見舞いに来ていて、私とも仲良くしてくれていました。背筋のピンと伸びた、キリリと素敵なお母さん。娘の病気に対する弱音を口にすることもありませんでした。病室にカツカツとヒールの音が近づいてくると、ユキさんの目はいつも「ママだ！」と輝きます。

そこでお父さんより先に、お母さんに声を掛けました。

「ユキさんを家に帰らせてあげませんか？」

すぐには受け入れてもらえないかなと思いながらの提案でしたが、ちゃんと聞いてくれました。

「それがいいかも。娘もそう言ってるの？」

「はい、でもいまは状況が厳しいので、小康状態になったときにサッと帰るのが手です」

「わかりました」

即決です。自分で提案しておきながら、すごい決断力だなと思いました。

お父さんのことはそこから徐々に説得していこうという作戦になりました。この順番が良かったのだと思います。お父さんに最初に聞いていれば、「そんなことは教授に聞かなければわからないし、僕たちは抗がん剤治療をしてもらいたい」と言われたかもしれません。

けれど、それが間違いだということでは絶対にありません。当時では完全に想定外の提案。しかも担当医でもない若い女医からです。それでも受け入れてくださった。本当に頭が下がります。いまみたいにネットで情報を集められるわけではありませんし、事前に勉強していたわけでもありません。

病院側を説得するのはいちばんあとでした。教授に話したら、「は？　何言ってんの？」と、やっぱり考えようともしてくれません。そこで「家で看取る」とは言わずに、「1泊だけ帰ってもらってもいいでしょうか。まだ若いし、最後にお家で過ごさせたいというご家族の気持ちもあるので」と、半《なか》ば騙して外泊届けに判子をもらいました。

すると幸いなことにちょうど彼女の熱が下がり、荷物をまとめて夜逃げのように退院しました。マスクの上に除く瞳は、キラキラと輝いていました。

家に帰ると、妹さんがお姉さんを見てひと言。

「ひどい髪」

「しょうがないでしょ。入院してたんだから」

お姉さんが家に帰って来て、うれしくて、でも心配で。ちょっと照れ臭いけれど、女の子同士の自然な会話でした。

居間に布団を敷いて、その横で家族もご飯を一緒に食べる。本人はかなり食も細くなってしまっていましたが、自分の家で生活できることを喜んでいました。何の変哲もない、普通の暮らしが、会話が、家にいるということを実感させてくれたのだと思います。

「台所でお母さんが食事を作ってくれる。その音が聞こえるだけでもうれしい。家に帰って来てよかった」

心残りになっていた日記も整理できたようです。あとになってお母さんが「自分で階段を上って片付けたみたい」と教えてくれました。

私自身、この段階で「家で最期を迎えてもらおう」というほど計画的には考えていませんでした。当時の私は「在宅ホスピスケア」という言葉さえ、実質的には知りませんでした。見本も何もない状態。国の在宅ケアシステムももちろんありません。

けれど気持ちが追い詰められるというようなことはありませんでした。彼女の一日一日に付き添っていけばいい。今日が終わって、明日行く。また今日が終わって明日行く。そうして時間を重ねていきました。

医者と患者というには、少し不思議な関係だったと思います。ある日伺ったらお母さんがいなくて、ユキさんが布団で寝ていました。

「先生、お腹空いてない？」

「ちょっと空いてる」

「ママが作ったけんちん汁があるから、それ食べてて」

そう言われて、図々しくも本当にいただきました。それどころか「おかわりしていいかな」ともう一杯。いっぱい作ってありましたから。

友人のような、姉妹のような、とても素敵な時間を過ごしました。

けれどやっぱりいのちの終わりは近づいてきます。これ以降、何度も何度も患者さんの最期に立ち会ってきましたが、どれだけ経験を重ねてもつらいものです。

「先生、パパが夜中に2度も私の顔を見に来たんだよ。息が止まったとでも思ったのかな」

笑う彼女に、私は言葉を選んで伝えました。

「自分の病気のことはもうわかっているでしょう？　パパも、ママも、妹さんも、私も、あなたにできる限りのことをしてあげたいとがんばっている。それを負担に思わないでね。あなた、怖い？」

「いいえ、少しも怖くありません。でも正直言って、少しくたびれちゃった。そんなこと言うとみんなに叱られますよね。ごめんなさい」

彼女は最期までみんなに感謝して、病気に対する恨み言のひとつも言いませんでした。ある朝、点滴をしようとすると、血管がなかなか見つかりません。やっと探し当てた、指先の細い血管。そんなところに針を入れるしかない。指先は神経が集中しているので、とても痛いはずです。けれど彼女は痛みに耐えながら微笑みます。

「先生、大変な思いをさせちゃってごめんね」

そういう人だったのです。

家に戻ってから100日くらい。その日、私は親友の結婚式に出席していました。道中も電話でユキさんの状況を確認していましたが、やっぱり気になって、帰りの新幹線を降りると彼女の家に直行しました。すると家の前に救急車が。走り始めた救急車を大声で呼び止めて飛び乗りました。「主治医です！」と救急隊員を押しのけて心臓マッサージ。

けれど、間に合いませんでした。ユキさんは家ですでに息を引き取り、旅立っていたのです。

搬送先の病院の先生に「死亡診断書を書かせてください」と頼むと、心情を汲んでくださったのか、許可していただけました。「これが私の仕事の締めくくりなんだな」と書き上げ、ご遺体になったユキさんと一緒に自宅に戻りました。

このとき、私もご家族も、不思議とどこか穏やかな気持ちを感じていました。彼女が寝ていた布団、飲みかけのグラス。ユキさんの微笑みが家中に残されているように思ったのです。

お母さんが箱一杯の写真を見せてくれました。

「先生、お葬式の写真、どれがいいかな」

「ひまわりみたいに笑ってる、この写真にしましょうよ」

お母さんも私も少し微笑みながら、「じゃあ、また来ます」とその日は別れました。けれど、やっぱり悲しみは襲ってきます。自分のアパートのドアを開けたその瞬間、緊張の糸が切れて、一晩中涙が止まりませんでした。

救急車の硬いベッドに横たわっていたのは、蒼白な顔をしたユキさんでした。もう、あの柔らかな笑顔を見ることもなければ、透き通るような声を聞くこともできない。最期にお家で過ごせてあげることができてよかったな。けれど、けれど、やっぱりこうして別れは来るんだな。そんな思いが、何度も何度も頭をよぎりました。

最後の日、ユキさんはお母さんにトイレへ連れて行ってもらって、ゆっくり寝床に戻りました。布団の上に座って「苦しいな、背中をさすって」とひと言。

「大丈夫?」

「うん」

そのままコトンと頭が垂れた。お母さんの腕の中で息を引き取ったそうです。

彼女は凛として、静かに微笑む人でした。最期まで自分らしく、波を立てずに水面を飛び立つ白鳥のように、去って行ったのです。

残される人が気持ちを整理できるように

自分が突然死んでしまうことを想像したとき、人に見られたくないものを思い浮かべる人が多いようです。誰でも、秘密のもの、知られたくないものはあるのではないでしょうか。身の回りを片づけておきたいというのは、多くの患者さんに共通する願いです。

普段から、整理をしていくことが大事だと思います。「いつ死んでも大丈夫なように！」と勢い込むことはありませんが、恥ずかしいと思うものや心残りになるものは整理しておく。仕事でも人間関係でも同じです。そうした時間が重なることで、恥ずかしくない人生を送ることができるのかもしれません。

そしてそれは、残される人のためでもあります。中には、自分の最期を知っても、開き直って片付けなんてしない人もいます。そのまま亡くなると、家族はとても大変です。何がどこにあるのかもわからないし、片付けてしまっていいのかどうかも、ひとつずつ判断していかなければいけません。とても時間とエネルギーが必要なのです。「元気なときに、本人にも少し片付けてほしかった」と言った人もいました。

そうした物質的な意味だけではなく、気持ちの整理をさせてあげるためということもあるのだと思います。ユキさんの「お部屋を片付けたい」という願いは、家族のためでもあったのかもしれません。自分が死んだあと、日記を見つけた家族がどんな思いになるかというところまで考えていたのだと思います。

自分の身の回りを片付けることで、家族にもちゃんと線を引いてあげさせることができた。ユキさんが亡くなったとき、ご家族が取り乱したり、泣き叫んだりというようなことはありませんでした。「ああ、この日が来たんだ。やっぱり逝っちゃったんだな」というような。もちろん逝ってほしくはないけれど、自宅で100日間、ユキさんのいのちに向き合うことで、少しずつ覚悟ができていたのだと思います。みんな自然体ですごく立派でした。家族みんなで過ごした時間が残したものは、悲しみだけではなかったのです。

伝えたい言葉

「ありがとう。ごめんね」

イギリスでホスピスを学んで帰国し、クリニックを開業する前、大きな病院で働いていた時期がありました。その頃からホスピスの啓発活動のようなことは始めていて、講演会などもしていました。森川《もりかわ》さんはそこにたまたま参加してくださった40代の男性。後日、私を訪ねて病院へいらっしゃいました。

「先生、実は僕は末期の直腸がんです。家族と一緒にいたい、まだ死にたくないと思って、やれるだけのことはやってきました。手術も放射線も抗がん剤もした。すでに人工肛門です。絶食したり、腸閉塞を起こしたり、3年もこの病気と戦ってきた。その間、病院で苦しみながら亡くなっていく人を何人も見てきました。苦しんだまま、こんな生活が続くことは耐えられません。自分が壊れてしまう」

彼が自分の病気についてしっかりと理解していることに驚きました。当時はまだ、がんを本人に告知することすら珍しかった時代です。

「でも先生、僕はうれしいんです。この前、先生の講演を聞きました。がんの痛みは緩和できると言いましたね。それだけで救われます。痛みがなくなれば、まだ家族のために働ける。これからの日々をよろしくお願いします」

その目には、迷いのかけらも見えませんでした。残りの時間を家族のために生き抜きたいと、本気で思っているのです。そして私たちは最初の約束をしました。

「先生、最期まで痛みのないように診てください。それに、私に嘘をつかないでください。いままでの先生は本当のことを言ってくれませんでした。自分のことは自分で知りたい。だから何かあったら最初に僕に言ってください。妻を苦しめたくないんです」

しばらくは外来に来てもらってケアしていきました。家族に囲まれて痛みなく過ごす毎日が、とても幸せそうに見えました。紹介された奥さんは、ほのぼのとしたかわいらしい女性。お似合いのカップルでした。お子さんは2人、高校生と中学生の娘さんたちです。

「痛みがないから僕は僕でいられる。妻にありがとう、君と一緒で幸せだったと言えました」

私は彼に、痛みが出たら隠さないで伝えるように言っていました。一日薬で痛みを抑えていても、病状が進むとより強い痛みや違う箇所の痛みが出てきます。その症状に合わせて薬の量や種類も変えていかなければいけません。

その頃はちょうどオリンピックが開催されていて、夜中にテレビ放映されていました。あるとき外来に来た彼は、「毎日夜中にオリンピックを見ている」と言いました。

「疲れませんか、夜中で」

「オリンピックでも見てないと気が紛れなくて」

「どういうことですか？」

「なくなったはずのお尻がちょっと痛いんです」

直腸の手術をして閉じたところが痛いと言います。詳しく診察してみると、もう強い薬でなければ痛みが抑えられない段階でした。相当の痛みのはずですが、本人はそうとは言いません。

「森川さん。もういろいろ勉強してるんでしょう」

「はい」

「あなたは我慢するのに慣れてしまっているけど、私と巡り合った以上痛みだけは我慢してもらいたくない。痛みを緩和するのが私の使命です。正直に言ってください」

そう言うと、本当は耐えがたい痛みが出ているのだと話してくれました。そこからモルヒネの経口薬《けいこうやく》の導入など、本格的な緩和治療を始めて、1週間ぐらいで痛みは消えました。けれど、それは同時にがんの段階が進んだことも意味します。

彼は夫として、父として、家族のその後のためにしっかりと準備しました。奥さんが困らないように、これからの生活費や教育費などを算段。ピアニストになるという夢を持つ長女さんのために、お家にはピアノ部屋が作られました。

「僕の娘はピアニストになるんです。だけどその姿を僕は見ることができない。先生、代わりに応援してやってください」

「わかりました。立派なピアニストになったら、一緒に講演させてもらいます。約束です。きっと素敵な時間になるはずです」

そうした安らかな時間にも、がんは勢いを弱めません。ついに脳に転移してしまいました。私がまだ在宅ケアを始めていない時期のことです。私は彼と最初に交わした約束を守りました。

「森川さん。がんが脳に転移してしまいました。これからはだんだんと喋れなくなって、意識も混濁してきます。しばらくしたら、入院しなければいけなくなると思います」

一瞬の沈黙のあと、彼は泣きながら「ありがとう」と言ってくれました。

そしてとうとう入院することに。すでに満足に話せなくなっていましたが、「病院で大丈夫？」と聞いたら「大丈夫」と笑ってくれました。なぜがんが脳に転移して喋れないはずの患者のことがわかるのか。証拠は奥さんです。私が入院を勧めたとき、奥さんは悲しさをにじませながらも笑っていました。患者が笑うとき、家族が笑います。

家族が笑うとき、私たちも笑います。患者が笑わないのに、家族だけが笑うということはありません。奥さんは森川さんの気持ちを理解して、この判断でいいのだと安心して笑ったのです。

亡くなる1週間くらい前、森川さんの誕生日がやってきました。

私は病室にみんなを集めてワインで乾杯しようと提案しました。病院にはきまりが多い。一般病棟でお酒なんて絶対駄目です。ナースたちも奥さんも「病院でそんなことしていいんですか？」と心配します。

私はナースたちに言いました。

「もしあなたの親が末期がんで、最後にお酒が飲みたいって言ったら飲ませてあげるでしょう？　そこが病院でも」

「はい」

「でしょ。じゃあここで飲ませてあげましょう」

そうして病室のドアを閉めて乾杯。実はちゃんと院長先生の許可はもらっていました。窓から差し込む光を受けて輝くワインは、とてもおいしかった。ピアノの得意な薬剤師さんが音楽を担当して、賑やかなお誕生日会になりました。森川さんも笑って、けれどひとりだけ窓の外を向いて、ちょっとだけ涙を流しました。

その後、たくさん喋ることはできなかったけれど、彼は奥さんに何度も伝えました。

「僕は幸せだよ。ありがとう。だけど謝らなきゃいけない。子どもたちを頼む。父親としてできる限りのことをしてきたけれど、あとは君に任せることになってしまった。ごめんね……」

2人は静かに泣きながら抱き合いました。

森川さんが亡くなったあと、私は娘さんとも約束しました。

「私はお父さんと約束したんだよ。あなたが本当に立派なピアニストになったら、一緒に講演会をしよう。だから腕を磨いておくんだよ」

私はそれからずっと彼女のことを見守っていました。最初はまだまだこれから、というところでしたが、練習を重ねてどんどん腕を上げていきます。何年か経つと大きな大会にも出るようになりました。そしてお父さんが亡くなってから10年後、私たち

3人の約束は果たされます。

私の講演会で、彼女に演奏してもらいました。前座や身内としてのお願いではありません。プロとプロとしてのコラボです。即興で披露されたのは、のびのびとして、胸に直接響くような、空気とこころと音が奏でるとても素敵な曲。一期一会の曲。

舞台の上でお客さんの拍手を受けながら、2人でお父さんに「夢が叶ったよ」と報告しました。

「うまくなったね。もっともっと上手にならなきゃね」

「先生、私、夢に向かってるかな」

「もちろん！　自分がいちばんわかるんじゃない？」

「うん。そうだね」

最期に「さよなら」のひと言を

最期に家族や大事な人に伝えたいこと。どんなことが思い浮かぶでしょうか。先々についてのこと、いままでのこと、いろいろとあると思います。きっとどれだけ話しても伝え切ったということはないでしょう。

患者さんやそのご家族たちを見ていると、最期に伝えようとするメッセージはいくつかの言葉に集約されるように思います。それは「ありがとう」「ごめんね」「さよなら」の3つ。

「ありがとう」は、最初に伝えたい言葉ではないでしょうか。

「いままでありがとう」

「最期まで一緒にいてくれてありがとう」

「家族になってくれてありがとう」

「ごめんね」は少し言うのが難しい言葉。夫婦の会話で多いように思います。

「先に逝ってごめんね」

「ずっと迷惑掛けてごめんね」

「あのとき優しくできなくてごめんね」

そして「さよなら」。これを言えたらすごいと思います。やはり言えません。お互いに。けれど、この言葉は逝く人から残る人へのプレゼントでもあります。どれだけ覚悟しても大切な人の死は深い悲しみをもたらしますが、「さよなら」と言われることで、後々、気持ちの整理がしやすくなるのだと思います。

森川さんは、たくさんの「ありがとう」と「ごめんね」を家族に残しました。そしてその続きには、「さよなら」があったのだと思います。もし言葉にできていなかったとしても、一緒に過ごした時間が家族みんなに「さよなら」を伝えたはずです。

中には「さよなら」を言えずに相手も引きずり込んでしまう人がいます。「私はつらいんだ」と相手にも苦しんでもらうことを望むような。そうすると、やはり残された人はなかなか立ち直れません。

「ありがとう」も「ごめんね」も「さよなら」も、最期にまとめて、というのは言いづらいものです。話をできる時間も限られます。だから私は患者さんに催促することがあります。「奥さんにちゃんと謝っといたほうがいいよ」「ほら、いま言っちゃいなさい」。私は怖い医者ではないつもりですが、ある男性患者さんは、「先生に言われると小学校の校長先生からの命令みたいで、すぐその通りにしてしまう」と笑いました。渋々だったり、恥ずかしがったりもしますが、案外みんな言えるものなのです。

こころに刺さり続ける棘

「富士山の上で綱引きをしたんです」

90歳を過ぎても上品で芯のある佇まいが素敵な書道の先生、艶子《つやこ》さん。ご親戚が私と知り合いで、「少し体調を崩したから診てくれ」と紹介されました。

診察してみると、お腹のがんが疑われました。総合病院を紹介して検査してみると、やっぱり大腸がん。手術から半年くらいは普通に過ごせたのですが、高齢で免疫力も落ちていたからか、がんが再発。徐々に思うように動けなくなってきました。

治療の見込みもなく、病院にいることもできなくなりました。けれど、旦那さんを先に亡くした艶子さんは一人暮らしです。お子さんもいないらしい。このあとどこで過ごすのかという問題があります。「ほかの病院に入院するなら紹介します」と提案したら、「実は娘がいるから聞いてみる」と言いました。

お宅に伺うと、和風の静かな造りで、庭には竹林。静かに、きれいに過ごされてきたのだと、人柄が伝わってくるようなお住まいでした。寝室の窓からはちょうど富士山が見えます。ここでゆっくり過ごしたいだろうなと思い、「娘さん、どうでした？」と聞くと、「家で看てくれることになった」と。

数日後、娘さんと、そのまた娘さんを紹介していただきました。娘さんもお孫さんも艶子さんに似ていて、親子三代、楚々《そそ》としたお姿でした。

艶子さんがいないところで、「美形のご家族ですね。お母さん譲りでお幸せですね」と言うと、一瞬、2人の顔が曇りました。普通であればちょっと照れたり、謙遜したりするような場面だと思います。「あ、ちょっとわだかまりがあるのかな？」と感じて、それ以上は触れないようにしました。

介護するのにも、お互いにどこかよそよそしい。艶子さんがだんだんと動けなくなっておむつを着けることになり、その方法を娘さんは看護師さんから習ったのですが、やっぱりぎこちない。普通、母娘であれば、「お母さん、おむつ替えるよ」「はい、ありがとう。悪いね」と気軽にできるのに、「お母さん、替えてもいいでしょうか」「いえ、まだ大丈夫です」とやたらと丁寧です。

艶子さんを紹介してくれた親戚の人にこっそり聞きました。

「艶子さんと娘さん、何か事情がありますか？　よそよそしくて、丁寧過ぎて、なんかちょっと変なんです」

すると「実は……」と教えてくださいました。

昔、艶子さんは幼い娘さんを置いて家を出たそうです。先に亡くなった旦那さんとは再婚でした。娘さんはいつもお母さんがいないことに寂しさを感じながら、おじいちゃんおばあちゃんに育てられた。お父さんは生涯再婚しないまま。最期はがんになって、「痛い、痛い」「家に帰りたい」と苦しみながら病院で亡くなった。娘さんが大人になってから2人は再会して、最近また交流するようになったけれど、長い時間をかけて掘られた溝は簡単には埋まらない。艶子さんの病気が見つかったのはその矢先だったそうです。

娘さんはお母さんの最期の時間に寄り添うとは決めたものの、やっぱり、葛藤もあったのだと思います。少し親しくなってから私に漏らしました。

「ずっと母が恋しかった。なぜ私を置いていったのかと恨んでいました。父は痛い、苦しい、家に帰りたいって言いながら病院で亡くなった。なのに母は平和で幸せな人生を送り、いい人たちに恵まれて、こうして家族に囲まれて死ねる。ずるい。ゆるせません」

艶子さんも素直に「助けて」とは言えず、濡れたおむつを着けていたりします。2人の距離はちょっとずつ、ちょっとずつ、近寄ってはいくけれど、やっぱり数十年の隔たりは大きい。別れの時間は刻々と迫ってきています。大丈夫だろうか、この2人はちゃんと溝を埋めることができるのだろうか。

残された時間はあと3日、長くても1週間くらいというとき、往診に行くと艶子さんが晴れ晴れとした顔で迎えてくれました。亡くなる直前に一時、そうした心境になる患者さんがたくさんいます。恐怖もなく、自分の行く所がわかるという感じ。艶子さんにもその時間が来たのかとちょっとドキッとしました。

するると艶子さんは楽しそうに言いました。

「先生。今日は、すご～く気分がいいんです」

「へえ、何があったんですか？」

「いい夢を見たんですよ。先生、ここから富士山が見えるでしょ」

「見えますね」

「私はあの山頂に立ってたんですよ。下界はきれいな雲海。神様の視点みたいに八方が見えて、この世のものとは思えないような風景」

夢もまた、最期を迎える人への大切なメッセージになることがあります。内心「あ、これは近いかな」と思いました。

「そう。それでどうしたんですか？」

「ずっと向こうの八ヶ岳の雲から太い紐が現れて、スススって私のほうに伸びてきたんです。なんだか、綱引きみたいだなと思って握ったんですよ。そしたら向こうに誰かいて、それで綱引きが始まっちゃって。がんばって引くんだけど、私、力が弱くて負けそうになって。一歩一歩引きずられちゃう。負けると雲海に落ちちゃうんですよ」

負けたらそのまま亡くなっていたかもしれません。

「あら、困りましたね。それでどうしたの？」

「でももうちょっとがんばりたいと思って一生懸命引いていたら、急に誰かが後ろに立って、一緒に引っ張ってくれたんです。そして、私が勝ったんですよ。振り返って、ありがとうって言ったら、それが娘でした」

すごく象徴的な夢です。このとき母娘は、私たちの目には見えない場所で和解したのだと思います。あとになってからそのことを娘さんに伝えたら、「ああ、そうかもしれません」と言いました。


そこから艶子さんが亡くなるまでは、富士山の神様がくれた時間だったのかもしれません。一気に2人の距離が近づいて、始めは恐る恐るでしたが、しっかりと抱き合うこともできました。

「幼いあなたを置いて家を出てごめんね」「だけどずっと愛していたんだよ」

「なんで私のことを捨てたの」「お母さんのこと恨んでいるけど、大好きだよ」

お互いの気持ちを確認し合うことのできる、大事な3日間になったのだと思います。

「永遠の別れ」が「和解」を導く

幼い我が子を置いて家を出て、自分は別の人と再婚する。風の噂に聞けば、元の夫は独り身を通して娘を育て、両親と一緒に住んでいる。艶子さんの長い人生は、「申し訳ない」という気持ちと常に一緒にあったのだと思います。

同時に娘さんはずっと寂しさを感じながら育ちました。仲の良い友だち母娘を見たとき、授業参観のとき、そしてお父さんが亡くなったとき。いつもお母さんへの恋しさと恨みを感じながら生きてきた。2人のこころには、何十年間という長い時間、鋭いトゲが刺さり続けていたのだと思います。

娘さんは短歌を詠むのが趣味で、艶子さんが亡くなってしばらくしてから、私にも短歌を送ってくれました。その中に「ずっと苦しんでいた」という意味の一節がありました。それは一見悲しいことのようだけれど、「苦しんでいた」と表に出せるようになったのは、どこかで自分の気持ちに整理をつけることができたからだと思います。一緒に過ごした最期の時間と、和解できたという事実が、徐々に彼女のこころを回復させていったのではないでしょうか。

「永遠の別れだ」という事実によって、「いまここで和解しよう」という気持ちが、こころの底から知らない間に湧き出す。これも死に逝くということが持つ大きないのちの力だと思います。

ただ、亡くなる前にそうした時間を持つことができればいいのですが、そううまくいく場合ばかりではありません。何もできないままあっという間に死んでしまったり、相手のほうが先に亡くなってしまったりすることもあります。

嫌いな人、ケンカ別れをした人、すべてと和解しなければいけないわけではありませんが、ずっとこころのどこかでチクチクと気に掛かっているような相手はいないでしょうか。すぐにではなくても、少しずつ、少しずつ絡んだ糸をほぐしていくことができればいいなと思います。

人生の切符

「どうして死ななければいけないの？」

精神科医のキューブラー・ロスという人を御存じでしょうか。「死」に関する科学的な認知を切り開いた精神科医として知られています。死に逝く患者さんたちと対話し、世界で始めてその過程について記した『死ぬ瞬間』（読売新聞社）は、当時大きな話題になりました。

ある日、ロスに9歳のアメリカ人の男の子、ダギーから手紙が届きました。ダギーは脳腫瘍《しゅよう》で余命3カ月。書かれていたのは3つの質問です。

「いのちって、何？」

「死って、何？」

「どうして、小さな子どもたちが死ななければいけないの？」

幼い少年が自分の病気を知ったときの、悲しみ、怒り、恐怖、混乱。整理できない感情がその文面に込められていました。彼の周囲の大人たちは、誰もダギーの疑問に答えてくれなかったのです。

ロスは真摯《しんし》に返事を書きました。娘の28色のフェルトペンを使った、丁寧なイラストを添えて。その内容が『ダギーへの手紙』（佼成出版社）という絵本になっています。

その一部をご紹介します。

――人はまるで、種のようにうまれてくる。たとえば、たんぽぽの種のように野原に とばされて どぶに おちてしまうもの。きれいな 家のしばふに おちるもの。花だんの上に おちるもの……。

――でも、わすれては いけないよ。神さまは、たんぽぽが どこに とばされるかをきめる 風を おこしていること。神さまは、たんぽぽの種を たいせつに おもっているのと おなじように、すべての いきもの とくに、子どもたちを たいせつにおもってるのです。だから、人生には ぐうぜんというものは ないのです。

――花によっては ほんの みじかいあいだしか さかないものが あります。でも、みんな その花を見て 春の予感と 希望を感じ、花を愛す。花は さきおわると かれて死んでしまいます。でも、花は やらなければならない やくめを 十分に はたしたのです。

――この世で やらなければ いけないことを ぜんぶ できたら 私たちは からだをぬぎすてることが ゆるされるのです。そのからだは まるで さなぎが ちょうちょをとじこめているように 私たちの たましいを とじこめてるの。そして、ちょうどいい時期がくると 私たちは からだからでて 自由になれるのです。もう痛いこともなく こわがることもなく なやむこともない。

あなたが病気になってしまったのは、駄目な子だからとか神様から罰を与えられたからということではなく、人生を卒業するということです。

1度しか咲かない花があれば50年生き続ける花もある。それと同じように、人間が生きる期間も神様が決めてくれています。あなたは10年。人より少し短い人生だけど、その中で１００年分の学びをするのです。

ただただ、あなたは使命を与えられているのです。それを果たしたとき、肉体という魂の入った乗り物を脱ぎ捨てて、素晴らしいところへ行ける。だからその日が来るまで一生懸命生きなさい。

ダギーはロスの手紙によって、自分の人生には課題が与えられているのだと知りました。決して意味のない人生ではないのだと。神様が与えてくれた人生なのだから、人より短くても恨む必要はない。その10年を力の限り疾走すればいいのだと、最期まで希望を持って生き抜くことができたのではないでしょうか。彼は余命の予想を遥かに超えて13歳まで生きたそうです。

人生に偶然はない。困難や悲しみに襲われていても、自分が生まれ、いま自分が置かれている状況は必然である。人生のすべてに意味がある。お金持ちの人も、貧しい人も、元気で健康な人も、病と闘う人も、家族に囲まれて生きる人も、身寄りのない人も、みんな人生の課題を与えられている。それを全部クリアできたら、この世を卒業できて、次のステップに進める。ロスはそう言うのです。

終着駅まで辿り着く責任

私たちには、生まれた瞬間に「人生の切符」が与えられます。片端には生まれた日付が、もう片端には最後の日が書かれた片道切符。それはもう変えることはできません。人生の時間はあらかじめ決まっていて、その終わりを避けることは誰にもできないのです。

だから、抗《あらが》わなくていい。特に最近の日本人は必死です。食事に気を使って、運動して、サプリをたくさん飲んで、長生きしようとします。もちろん健康は大切ですが、老いを、死を避けようとする意識が、大切なものに目隠しをしてしまっているのかもしれません。

自分の人生は有限であるという事実を、忘れてはいけないと思います。１００歳なのか、あるいは50歳なのかわからないけれど、絶対にそのときが来るのだということを、普段から受け入れておく。常に考える必要はありませんが、ときどきは思い出してほしいと思います。

切符の裏には、読むことはできないけれど、自分の人生の課題も書かれています。それが何か。ダギーはきっと見つけることができたのだと思います。けれど元気な私たちがいま、具体的にわからなくてもいいのだと思います。人生の有限性が目の前に姿を現わしたとき、アタフタして、ドタバタして、そこから探すということでもいい。それも人生の切符で決められていることです。切符を最期まで手放さないことに一生懸命になればいいのです。

この切符は、自分だけのものです。誰かと交換したり、預けたりすることはできません。自分の課題を果たして、ちゃんと終着駅まで辿り着く。それは一人ひとりの責任です。

そうとは言え、重く考える必要はないと思います。何を果たさなければいけないのかが決まっているということの裏を返せば、人生の課題は「自分が果たせるもの」であるはずです。ならば、がんばらなければいけないことは当然がんばれるはずですし、十分にがんばったけれど手に入らないと思えば、それ以上望まなくていい。自分を責めなくていい。そう考えると、少し楽になれるのだと思います。

第3章

やり残しのない人生を

column

人と人とを紡ぐ横糸

患者さんの最後に関わるとき、私たちがケアするのは本人だけではありません。ご家族やご親族がしっかりと最後のお別れをできるように支える。そして患者さんが亡くなったあとも、大事な人を亡くしたご家族の悲しみに寄り添う。それも私たちの大事な使命です。

患者さんが亡くなれば、「じゃあさよなら」ということにはなりません。この本の中でも、患者さんの息子さんと再会したり、夢を叶えた娘さんと講演をしたりというエピソードを紹介しました。誰かが亡くなったところで物語が終わるわけではなく、そこからまた紡がれていくのです。

第3章でお話しした、23歳のユキさん。彼女のご家族とは、30年以上経ったいまでもお付き合いがあります。

お父さんは、「いまはシステムができて、家で緩和ケアということもできるようになったけれど、先生はあんなに昔に、誰もしていなかったことを始めて、いまでもずっと続けてるんだね」と言ってくれました。

お母さんはいまでも母娘のように私と接してくれています。最近会ったとき、「あの子が生きていれば先生と仲良く過ごしていただろうね。優秀な子だったから先生の仕事の役にも立てたかもね。そうだったらどんなに楽しいんでしょう」と言ってくれました。彼女が元気で、そこに私もいたら、なんて充実した人生なんだろうという気持ちで言ってくれた言葉だと思います。

けれど、私と彼女は病気がなければ出会っていませんでした。私は「そうですよね。きっと素敵な毎日だったでしょう」と言ったあとに、そのことを伝えました。お母さんは、「娘が逝って内藤先生という人が近くにいてくれる。人生ってそういうことなのよね」とやさしく笑いました。

彼女は死んでしまったけれど、いまでも「お父さんとお母さんと仲良くしているよ」と言えるのは、すごいご縁がもたらしてくれたことです。私はユキさんと出会い、ユキさんを通して、お父さんやお母さんと出会いました。人と人とが出会うということは、2本の縦糸が平行に並ぶだけではなく、そこに横糸が通り、また別の糸とも紡がれるということです。その横糸はずっと消えることはありません。そうして私たちの人生は織り重なっていくのだと思います。

第4章

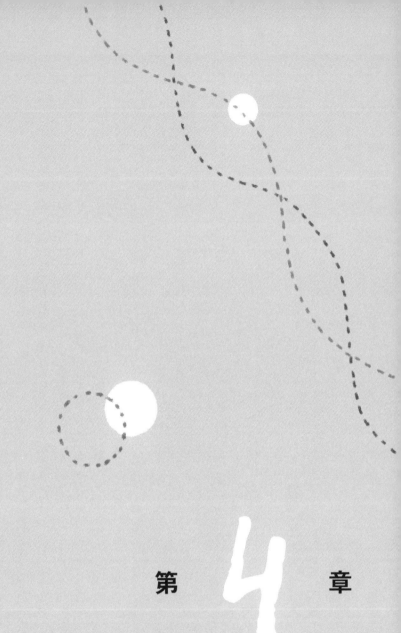

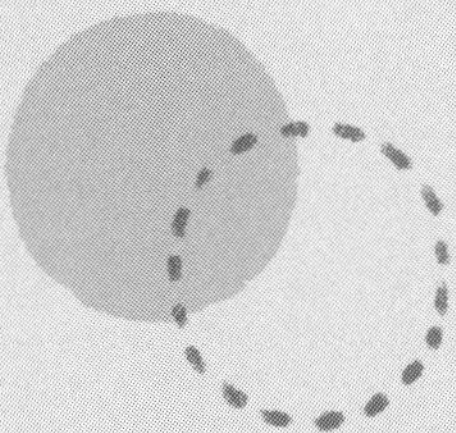

大切な人が旅立つとき

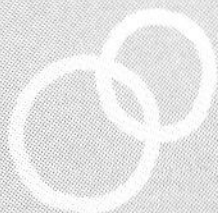

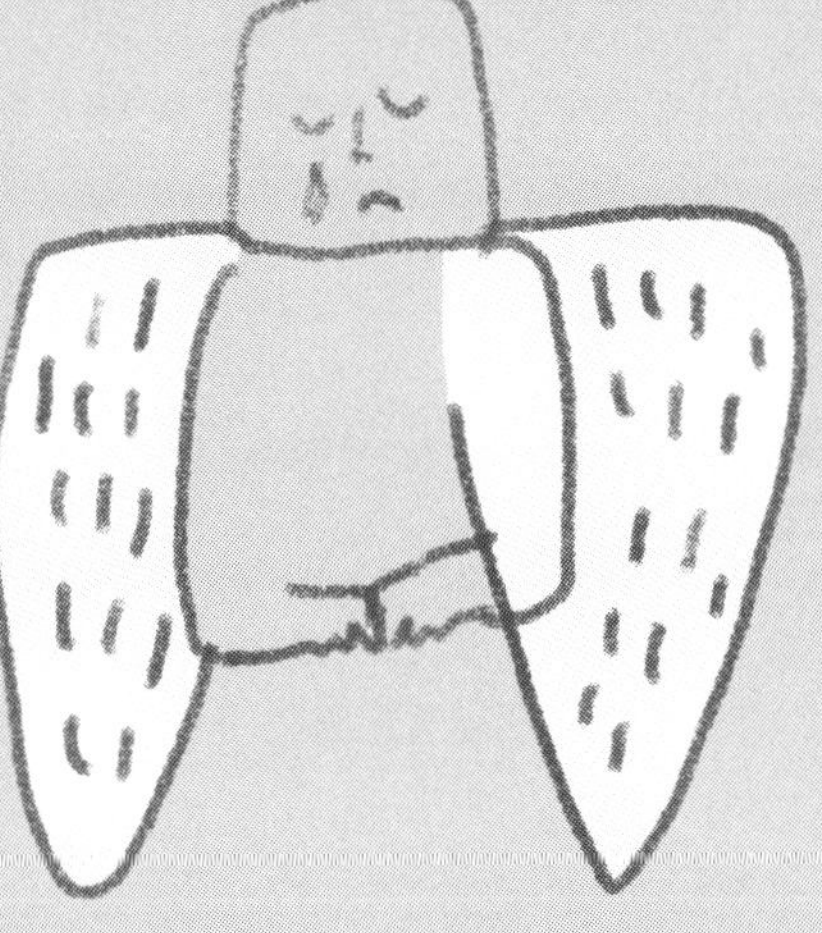

人生最後のプレゼント

「いい塩梅《あんばい》で、お頼み申します」

昭三《しょうぞう》さんのお父さんは、80歳くらいで末期の食道がんと診断されました。主治医からは「もうできることはない」と宣告されて、致し方なく退院。昭三さんは夫婦共働きで、自分たちで看ることは難しい。施設への入所も考えたけれど、施設に入っていても、体調が悪くなって病院に行かなければいけないようなことになると、結局家族が連れて行かなければいけないのだと聞きました。施設ではそこまでやってくれないのです。

だったら、慣れ親しんだ自宅で、自分たちで看取ったほうがいいと昭三さんたちは考えました。自宅は甲府盆地の裾野。釜無川《かまなしがわ》を渡ると八ヶ岳。遠くに身延山《みのぶさん》も見える、とてもいい場所です。昭三さんが仕事を辞めて介護をする。奥さんは日中働いて、仕事が終わってから介護のお手伝いをする。そう決めました。

昭三さんは一生懸命介護しました。お風呂に入れてトイレの世話もする。それでも、あとになってから「自分にできることは、ほとんどありませんでした」と謙虚に言いました。少しずつ死に向かう父を見ながら、死というものを思い、考えないようにしても、不安だけが募っていったそうです。

自宅での看取りには、多くの人たちが関わります。医者、看護師、ケアマネージャー、デイサービスの関係者、そしてご家族。死に逝く人のいのちにどう向き合い、支えていくか、みんなで意思統一をするための「ケア会議」が開かれました。

お父さんはもう外出も厳しい状態でしたし、通常、ケア会議に重症の患者さんが来ることはありません。このときも当然来ないと思っていたら、ご親族の誰かが連れて来なければいけないものだと思ったのか、当日は本人もいらっしゃいました。

みんなで、これから先お父さんに何が起きたらどうするかを確認していきます。昏睡状態に入っても救急車を呼ばない、まず看護師と私を呼ぶ。もし私が講演などで県外に行っているときにそうなった場合は、〇〇先生にお願いして、というところまで一つひとつ決めていきます。

お父さんはがんのほかに認知症にもなっていて、耳も良く聞こえない状態でした。直接本人の意志を確認するということも簡単にはできませんが、昭三さんはお父さんの調子が良いときに、本人の気持ちを聞いていました。

「念押しをするようでかわいそうだけど、苦しくなるようなことがあればどうしたい？　酸素マスクをつけたりしたい？　と聞きました。やっぱり、そういうのはいらないって本人が言いました」

お父さんは半分眠ったような状態で、そのとき私たちが何を話しているのかなんてわかりません。

そう、思っていました。

長い会議がようやく終わって、看護師さんが何気なく「いい案が出たよ」と声を掛けると、お父さんは涙を流しました。全員絶句。寝ているはずの、耳が聞こえないはずの本人を囲んで、「どう看取るか」を話し合っていたわけです。本人には言いづらい話もありました。どこまで聞いていたんだろうとドキッとしたら、お父さんが口を開

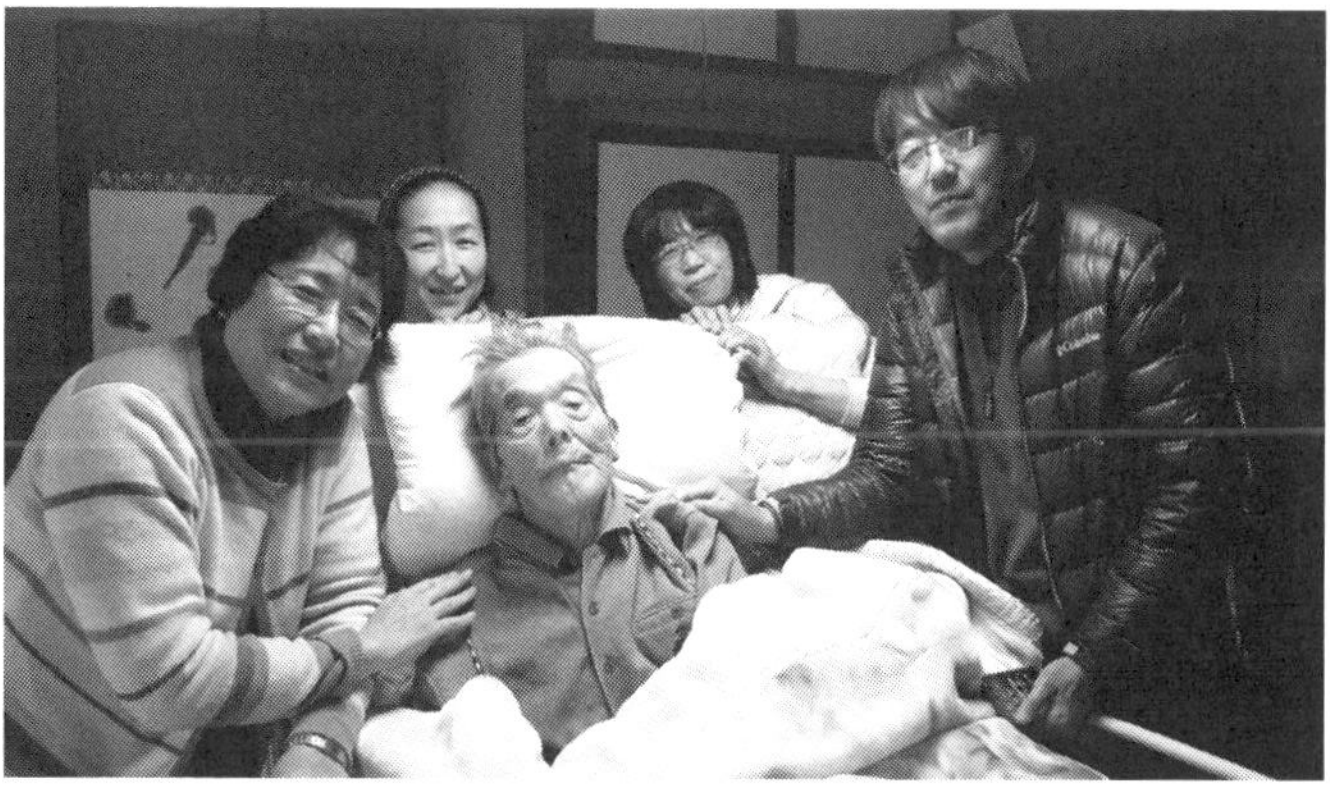

きました。
「ありがとう。いい塩梅で、お頼み申します」
日本人の心に沁みる、いい言葉だなあと思いました。なかなか言えない、言ってもらえないい言葉だと思います。自分がこれからどこに行くかを知っていて、すべてをみんなに任せれば大丈夫だと思っている。それは関わる人たちみんなが、お父さんのいのちと向き合えていたからです。
本当に不思議です。耳が聞こえなくてもわかる。みんな集まってくれていて、自分のいのちを支えてくれる人たちだとわかるのです。

昭三さんには、最後は「下顎呼吸《かがく》」といって、金魚が酸欠でパクパクするような呼吸になるということを伝えていました。ただ、それも人によって短い場合もあれば長い場合もあります。

ある日の15時頃、それまで安定していたのに、いきなりその瞬間が来ました。パクパクと、ほんの短い時間。昭三さんが「あっ」と気付いたら、それが最後の息でした。私が駆け付けると、昭三さんは清々しい表情。もちろん悲しいけれど、ちゃんと看取れたという達成感と満足感があったのだと思います。

お父さんは、見事に自分の最期を昭三さんに見せることができました。昭三さんと奥さんも、しっかりと介護をやり切った。私は「大往生でした。みんなよくがんばりましたね」とご臨終を告げて、頭を下げました。

死を通してしか学べないこと

家族を自宅で看取るといっても、最後の瞬間に立ち会えるかどうかはわかりません。朝目覚めたらもう息をしていなかったということもあります。そうすると、せっかく家で亡くなったのに、看取ることができなかったと後悔してしまうこともあります。昭三さんもそれを少し心配していましたが、お父さんは見事に自分の最期を見せてくれました。

「良かった。トイレに行ってる間に亡くなったりしないか心配だったけれど、ちゃんと最期を見ることができた。83歳まで生きてくれた。寂しいという思いはあるけれど、老いて、枯れていくというのは自然なことなんだなと思いました。親父の最後のプレゼントかな。普通に朝起きておはようと言えること、ごはんを口にできること。なんでもないことなんだけど、本当に幸せなことなんだなって教えられました」

身近な人の死は、人生で幾度とない、大きな悲しみです。けれどそれは同時に、掛け替えのない学びを与えてくれます。生きているとはどういうことか、何が私たちの人生をつくっていくのか。言葉では伝えられないことを、自分の死に逝く姿を見せることで教えてくれるのです。

昭三さんはお父さんが亡くなったあと、ご遺体を自宅に2、3日置くと言いました。

「目いっぱい、自分の思った通り、最期まで生きたと思います。でも、もう少しだけここにいたいだろうから」

看取ったという達成感と父親への感謝の思い。最後の学びをしっかりと受け取ったという自覚。そしてやはり寂しさが、その言葉に表れているようでした。

介護を始めた頃、自分にできることはあまりないと言っていた昭三さんは、看取りを通してとても成長しました。人間としての輪郭がはっきりしたような印象。それは奥さんも同じです。もともと仲の良いご夫婦でしたが、その関係性も、より深まったように見えました。

夫婦生活が長くなると、どこか仕方なしに一緒にいたり、慣れ合いが出てきたりするものだと思います。ひとつの区切りを経ることで、成長した者同士が改めて出会い直すことができる。親の介護はもちろん大変ですが、そんな力もあります。それを知れば、無闇に怖がることではなくなると思うのです。

悲しみは薄らぎ、こころに根差す

「野原で深呼吸ができました」

身長180センチ。黒のタートルネックにグレーの短髪が良く似合う男前の和男《かずお》さん。学生時代は「番長」と呼ばれ、ハンドボールで国体に出場しました。働きに出た都会で同い年の保母さんと出会って、22歳で結婚。身長150センチの、抱きしめると腕の中にすっぽり隠れてしまうようなかわいい女性でした。

2人で地元に戻って和男さんは大工を継ぎ、がんばって働いてきました。子宝には恵まれなかったけれど、楽しい友だちもたくさんいて、誰よりも大切な奥さんとの2人暮らしは幸せな日々でした。

けれど56歳の若さでがんが発覚します。余命3カ月と宣告されて、抗がん剤治療もしました。けれどあまり効果はなく、病院に「苦しいからもうやらない」と言ったら「これで退院してください」と。それで行き場がなくなってしまいました。

私と出会った時点ですでに悟っていたというか、堂々としていて、死への恐怖は乗り越えていたように見えました。けれどひとり残る奥さんのことがとにかく心配です。

「俺がいなくなってひとりでどうなるんだ。先生、妻を支えてくれ」

奥さんも私に訴えます。

「主人が亡くなったあとどうすればいいかわからない。もう、頭がおかしくなっちゃいそう」

横に旦那さんがいるのに、私は力強く言いました。

「大丈夫です。女は強い！　必ず乗り越えられます」

旦那さんが亡くなる。奥さんが亡くなる。そうした別れやその後をたくさん見てきた私にはわかります。奥さんを亡くした男性はガクンと落ち込んでしまうこともあるけれど、女は強い。

和男さんは奥さんが困らないように、家のこと、預貯金のこと、思い付く限り身辺を整理していきました。そして内緒にしていた250万円のへそくりを、奥さんに渡しました。

「葬儀はこれで頼む。寂しい思いをするだろうが、お前はまだ先が長い。こっちの親戚には話をつけてあるから、一周忌が終わったら気にしないで、実家に帰って残りの人生を楽しんでくれ」

そうして大急ぎで葬儀後の段取りまでつけましたが、一向にお呼びがかかりません。安定した時期が続き、元気なときには短時間ながら大工の仕事に戻れることもありました。肺がんなのに、「たばこをやめるのは嫌だ」とくわえたばこで仕事です。

そうなると性分は抑えられません。仕事を終えた午後はパチンコをして、好きなお酒を仲間と酌《く》み交わしたい。けれど悲しいかな、お金は全部奥さんに渡してしまっています。

そうしてこらえ切れずに言いました。

「おい、へそくりを返してくれ」

奥さんは笑顔を添えて100万円を渡してくれました。

けれどまだまだ最後の別れということにはなりません。しばらくすると、返しても
らったへそくりも底を突いてしまいました。3カ月で逝くはずが1年近くも長生きし
て、奥さんの行く末を準備することができた。仕事もパチンコもお酒も存分に楽しめ
た。この期に及んで何を言うわけでもないけれど、最後の望みがひとつ。
「へそくりの残りも返してほしい」

本当に回復しているようにも見えて、私たちも奇跡が起きないかなと思ったくらいです。でも、やっぱり、がんは消えませんでした。あるときから目に見えて痩せてきて、医学的な目で見ると一線を越えたのがわかりました、このあとはだんだんと悪くなっていきます。何をどうしても、最終章に入っていく。

亡くなる2日前にも大好きなパチンコに行って、夕方帰宅。奥さんが「どうだった」と聞くと、「まあな」とにやり。1万円の勝ちでした。

翌日の夕方には友人と世間話。夜はお風呂で頭を洗って髭を剃りました。

和男さんはいつも自分で車を運転して私のクリニックの外来に来ていました。その日も、「今日は、内藤先生の日だから」とちゃんとシャワーを浴びて、新しい下着を着

た。シラスおろしをおかずにごはんを食べて、さあ行こうというときに「ウッ」と苦しくなった。奥さんが慌てて私に電話をしたけれど、私たちが駆け付けたときには、もう虫の息でした。

元番長のもとには同級生がたくさん集まりました。

「おい、和男ー」

「お前がいちばん先に逝っちゃうのか」

「俺たちがここにいるぞ！」

みんなで顔をなでて、最後の挨拶をすると、静かに亡くなりました。

お葬式では気丈に振る舞っていた奥さんですが、少し落ち着くとやっぱり落ち込んでしまいました。タンス、畳、布団、柱。服、靴、お酒のグラス……。家中に思い出が染み付いていて、どうしても楽しかった昔のことを思い出してしまう。ご大婦には子どももいなく、2人重なるように生きてきました。その分、悲しみも大きかったのだと思います。

「これから悲しさが薄らぐ気がしない。先生は大丈夫なんて言ってたけど、そんなの嘘です。悲しくて悲しくて、毎晩泣いて寝ています。いつこの悲しみが消えるんですか？」

悲しみから抜け出す方法はひとつだけです。

「泣きなさい。思い切り泣きなさい。我慢しちゃ駄目です。とにかく泣きなさい。そのうち疲れて泣けなくなります。枯れるまで泣きなさい」

彼女は泣いて泣いて暮らし、2カ月経った頃、そろそろかなと思って聞きました。

「どうですか？」

「夫に申し訳ないわ、泣かない夜が出てきた」

そしてまたひと月後。

「先生、おかしいんです。泣く日のほうが少なくなった」

1年経ったら笑顔で言いました。

「先生、近所の野原で深呼吸ができました。久しぶりに、穏やかな気持ちになれたんです」

和男さんの言葉とは裏腹に、奥さんは思い出の詰まった家に住み続けていましたが、和男さんが亡くなってから3年後、「やっぱり自分の育ったところに帰る」と、故郷に戻りました。しばらくすると、一生懸命、楽しく働いているといううれしいお便りが届きました。

泣いて泣いて泣けばいい

親しい人が亡くなったとき、もちろん大きな悲しみに襲われます。けれど時間が経つに連れて、だんだんとその悲しみは色を変えてきます。そうしたとき、あるいはそのことを想像したとき、「忘れてしまうこと」に対しての罪悪感や後ろめたさに苦しんでしまう人もいます。「自分はなんて冷たいんだ」「あの人を忘れて笑っているなんて」と。

けれど、それは「忘れる」ということではありません。大切な人が自分の中に深く根差した。普段思い出さなくても大丈夫なほどに、一体化したということです。

和男さんの奥さんは、「主人のことを思い出すけど、泣かなくなった」と言いました。そのことに後ろめたさを感じるとも。けれど、それが健全なこころです。思い出が昇華して、人生の新しい章を彩ってくれる。私は「それは忘れたということではないよ。いま、一緒に生きてるんだよ」と伝えました。

そのためには、泣いて泣いて泣けばいい。悲しみに蓋をせずに発散させる。できればそれを聞いてくれる友だちや家族に隠さず吐き出す。負担を掛けて申し訳ないとか、恥ずかしいなんて考える必要はありません。一度どん底に落ちることができたら、少しずつ少しずつ浮き上がってくるのです。

大切な人を亡くして泣くということには、自己憐憫《れんびん》の意味もあります。精神的に、少し病気に近い状態。「彼を思って泣く」というのとは少し違う部分があるのです。だから、悲しみを乗り越えて笑えるようになることを、申し訳ないと思わなくても大丈夫です。「あの人は、私の笑顔が好きだったんだ」と考えればいい。

人生をしっかり生き切るということは、その人の責任です。放棄してはいけません。旦那さんが亡くなったことによって残りの人生を悲しみに浸してしまうのであれば、それは精神的な自殺です。旦那さんが生きていたときのことも、否定してしまうことになる。残された人たちは、自分の人生を諦めてはいけません。

私は、奥さんを亡くした旦那さんには、ある時期を過ぎると「新しい出会いがあったら、結婚していいんだよ」と言います。女性であれば旦那さんが亡くなったあともひとりで生き抜く人が多いけれど、男性が独りになると、自暴自棄になってしまうことがあります。生活や身なりを気にしなくなって、一気に老けこんでしまったり、病気になってしまったりする。

昔は奥さんが亡くなったあとすぐに結婚するような男性を見て、「やだね〜、男の人って」と仲間と悪口を言っていましたが、いまは「あなたが幸せになることを奥さんは望んでいるんだから、いいんだよ」と言える大人になりました。年の功というものはすごいですね。

身体の中に入っているもの

「これはおばあちゃんの卒業証書なの」

私には小学生の弟子がいます。名前をゆうすけ君といいます。ゆうすけ君は、お母さんとおばあさんの3人暮らしでした。おばあちゃん子で、いつも遊んでもらっていたそうです。

私と出会ったとき、おばあさんはすでに重度のがんに侵されていました。ゆうすけ君のお母さんは在宅の看取りについて勉強されていて、私のことや専門看護師についても知っていました。ゆうすけ君のおじいさんのときには家での看取りを果たせなかったけれど、おばあさんが「あと1カ月」と言われたとき、「本人も家に帰りたいって言ってるから」と決断しました。

そうとは言え、ゆうすけ君とお母さんだけで看護をするのは大変です。私たちはショートステイなども利用しながら、なるべく負担が軽くなるように考えました。

ショートステイのできる施設の中にも、いささかレベルが低いと言わざるを得ない所があります。私は「ちょっと見てこよう」と、看護師さんと一緒に家族のノリをして行ってみました。受付の奥では金のネックレスをジャラジャラ着けた人がタバコをプカプカ。「多分ここの土地の関係者だな」と見当が付きます。

おばあさんの所へ行ったら、点滴をして、もうあまり口も利けない状態でした。その耳元に安っぽいラジオがぶら下がっていて、ガーガーと大きい音が流されています。担当の介護士さんに「なんでこんなラジオを点けているんですか」と聞くと、「音楽が好きだって聞いたから」と。

「これ音楽じゃなくて雑音ですよ」

「でもこうやって刺激したほうがいいでしょう」

その言葉にびっくりしつつ、勝手にラジオを止めて帰りました。

おばあさんの病状はだんだんと進行していき、ほとんどコミュニケーションは取れ

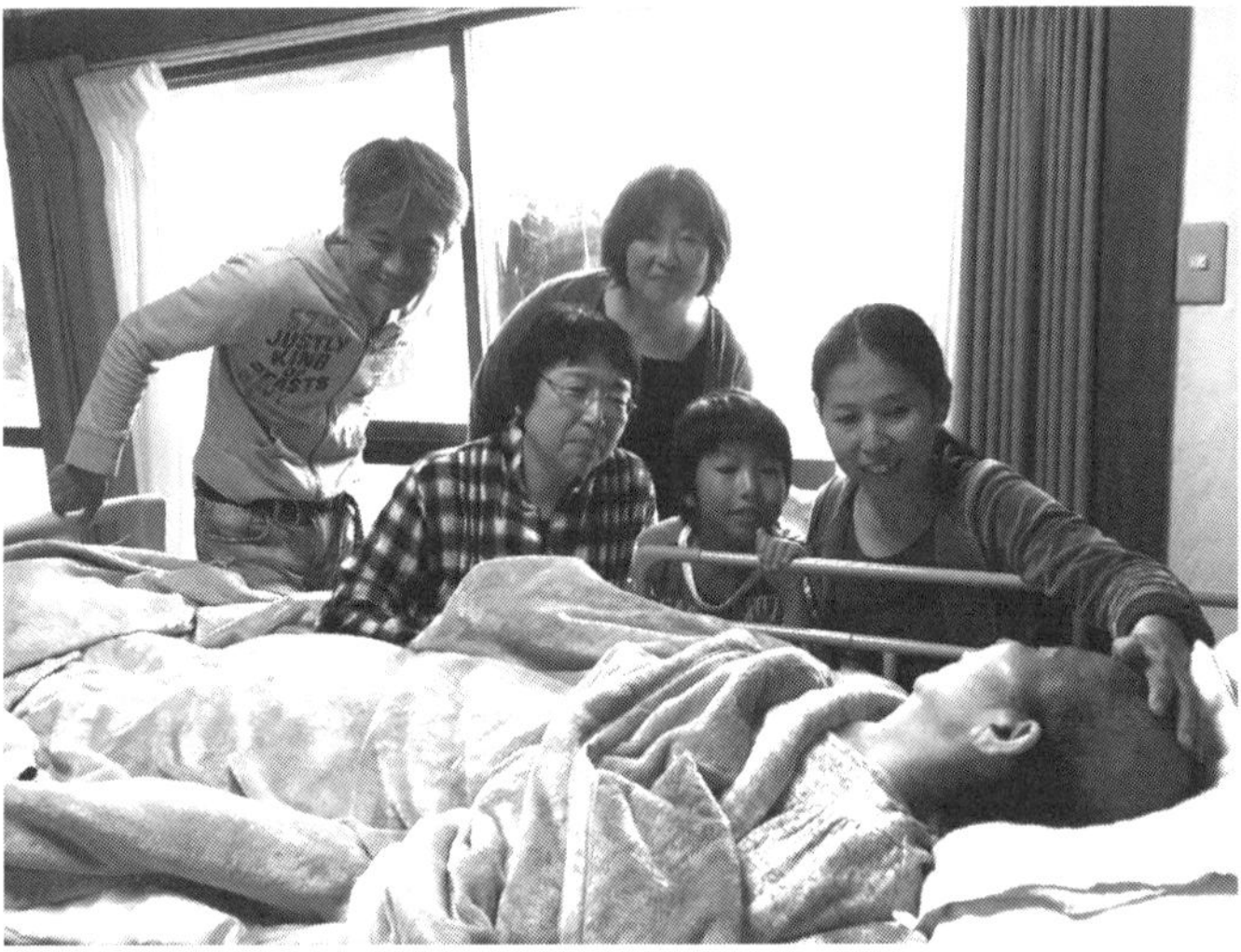

なくなりました。けれどゆうすけ君の声には答えることがあったそうです。

親しい人の声はわかるのかもしれません。昏睡状態になったとき、親戚がベッドを囲んでお葬式の話をしたそうです。

「お寺はどうする」

「家族葬でいいね」

すると寝ていたはずの本人が突然言いました。

「私に白い布を掛けるような話はやめて」

おばあさんが亡くなるとき、お母さんは「最期を見せたいから」とゆうすけ君を学校から早退させました。

「おばあちゃんはもう天国に行くから、ゆうすけとはお別れだよ」

ゆうすけ君はお母さんの言葉を聞くと大泣きして、取り乱してしまいました。

私は彼の目を見て伝えました。

「おばあちゃん、優しい顔でしょ。向こうに行っちゃったら、もっと良い顔になるよ。これからおばあちゃんが行く場所はすごく良い所。もうお話しはできないけど、おばあちゃんは天国からゆうすけ君を見守ってるよ」

するとゆうすけ君は表情を変え、キリッとした態度になりました。孫の涙が消えたのを見届けたのか、その後すぐにおばあさんは亡くなりました。


私の仕事のまとめは、死亡診断書を書いてご家族に渡すことです。死亡診断書には、「どこで亡くなったか」を記入する欄があり、「病院」「診療所」「老人ホーム」などの文字が並んでいます。私は万感の思いを込めて、「自宅」にマルをします。書き上がったら、亡くなった方にとって大事な人にお渡しすることに決めていて、このときはゆうすけ君に渡しました。

「これは、おばあちゃんが人生の最後の試練を乗り越えて、みんなにさよならをできた証明書です。ゆうすけ君も小学校で先輩たちの卒業式に出たことがあるでしょ？」

「ある」

「そのとき、先輩が校長先生から卒業証書をもらってるでしょ」

「うん、もらってる」

「これはおばあちゃんの人生の卒業証書なの。だけど、本人はもうもらえないから、君が家族の代表でもらってくれる？」

「これ、おばあちゃんの卒業証書なの？」

「そうだよ。おばあちゃん、君と仲良く暮らして、いまは天国に旅立ったの。でも、君とおばあちゃんの思い出は永遠になくならないんだよ」

ゆうすけ君は、胸を張って、真剣な顔で、「ありがとう」と受け取ってくれました。

これで私たちの仕事はひとまず終わりです。「私たちはこれで帰るね」と車に乗ったら、ゆうすけ君が追い掛けて来ました。

「もう来てくれないの？　もう会えないの？」

何か切ないような、悲しいような、胸に迫る複雑な気持ちになりました。
「おばあちゃんの診察にはもう来れないけど、別の所でまた会おうね」

そうして私のもとに、ゆうすけ君から手紙が届くようになりました。お母さんが「先生にお手紙書こうね」と言ってくれたそうです。何回も書き直しながら、丁寧に丁寧に書いていたと教えてくれました。

手紙の内容は、いま何が好きかとか、学校で何があったかとか、他愛もない話です。するといつからか、私を「師匠」と呼ぶようになりました。「僕、将来内藤先生と一緒に仕事をしたい」と。う〜む、長生きせねば。

そしてゆうすけ君はお母さんに、「だけど、僕、ひとつ心配があるんだ」と相談したそうです。「内藤先生が早く死んだら困る」ということかなと思うと、そうではありませんでした。

「内藤先生の仲間たち、全員女の人だよね。僕、男だけど雇ってくれるかな」

私たちの仕事は性差を超えているから大丈夫だよと伝えてもらいました。

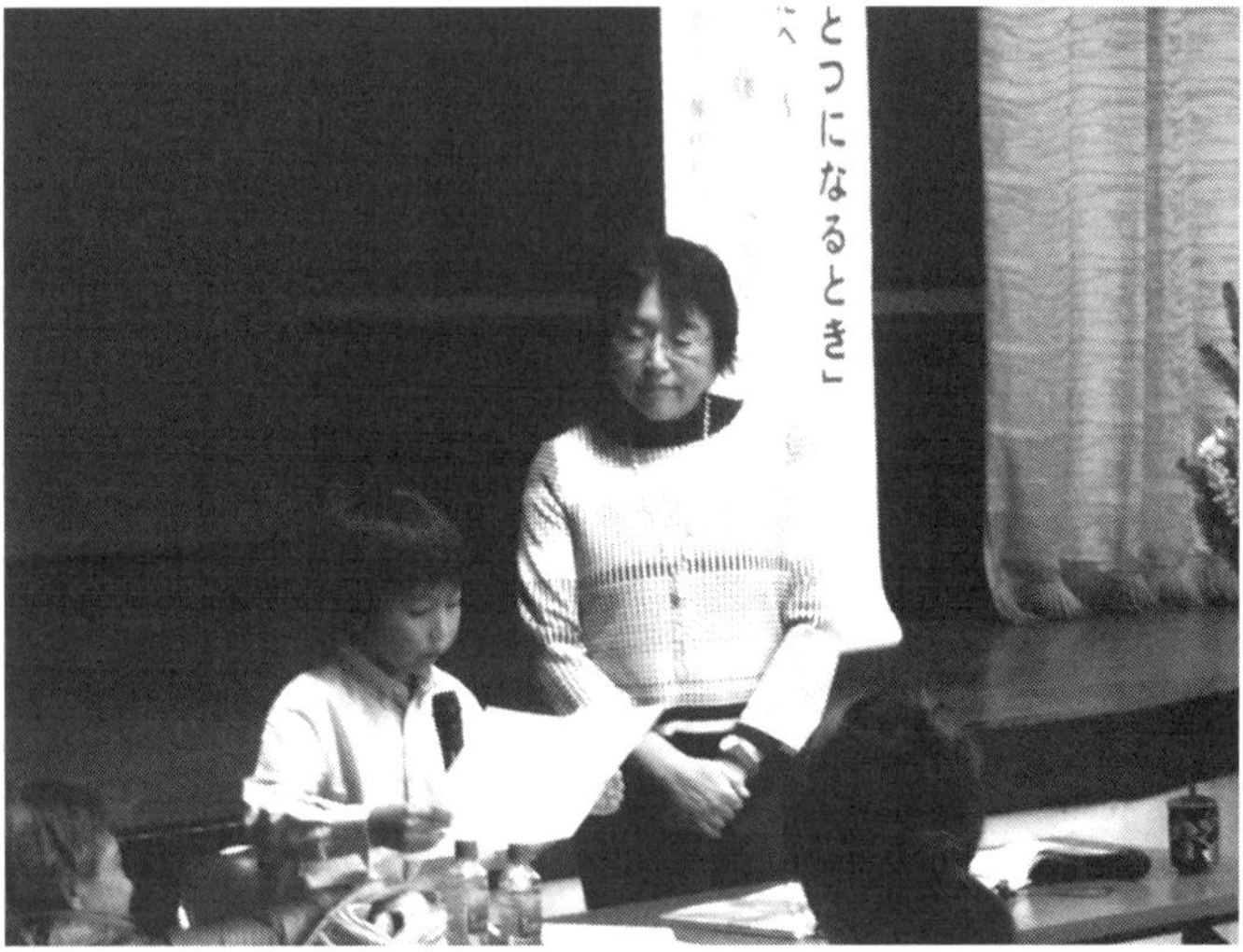

あるとき、ゆうすけ君が私の講演会に来てくれるというので、お母さんに「お役目をあげてもいいですか」と聞いたら快諾《かいだく》してくれました。私の話の間に、いのちについて書かれた絵本を読む係です。ゆうすけ君は何回も何回も練習して、泣きそうなほど緊張しながら、見事大役を果たしてくれました。

ちゃんと見せて、ちゃんと説明する

看取りの現場では、もちろん親御さんの様子を見ながらですが、子どもに「いのち」と触れさせるようにしています。

「ほら、おばあちゃん、冷たくなってきたよ」

「触ってごらん」

「耳元で声を掛けてあげて」

人の身体の中にはエネルギーがあって、それが血液を巡らせたり、身体を動かしたりしている。「こころ」もあって、それを使って話したり、怒ったり笑ったりする。けれど、そうしたエンジンがだんだんと止まってくる。もう話せないし目も見えなくなるけど、君がそこにいるということはわかるし、最後まで耳は聞こえるから優しく話し掛けてあげて。おばあちゃんはこれから、安らかな世界へ行く。おばあちゃん、ありがとうって言ってごらん。その声が、おばあちゃんの大事なお土産になるんだよ。

大人がしっかりと説明してあげることができれば、子どもはちゃんと受け入れます。

現代ではこうした経験が少なくなっていますが、本来あるべきものです。大人が子どもの目を覆ってしまってはいけません。交通事故だったり、もがき苦しみながら亡くなっていくような凄惨な現場であったりすれば配慮が必要だと思いますが、安らかに亡くなっていく姿は見せたほうがいいと思います。最後の瞬間だけではなく、その経過も含め、「死とはこういうことだ」と見せる。親がそのことを恐いと思っていなければ、子どもに見せても大丈夫です。

ゆうすけ君はワンパクな男の子でしたが、おばあさんの看取りを通して、すごく変わりました。もともとイキイキとしていて前向きな子だったけれど、よりエネルギッシュになって、しっかりしてきた。大人に反発しなくなって、勉強も自分からするようになったそうです。身近な人の死に逝く姿を見せることには、そうした役割もあるのかもしれません。

そうとは言っても子どもの部分は残っているようで安心しました。先日「いま何が好きなの?」と聞いたら、「家の前に穴を掘ること」と教えてくれました。

どうしたってあきらめられない

「もう、逝っていいんだよ」

初めて会ったとき、真紀《まき》さんは自宅のベッドの上で「くの字」になって唸っていました。少しでも動くと「痛い！」と絶叫するほどで、お腹を触ることもできません。ここまでひどい状態の患者さんは久しぶりでした。痛みが強過ぎて、精神的にも打ちひしがれてしまっています。

病院で出されていたお薬を見ると、緩和医療に必要なものは全部処方されていました。大概の人はこれで楽になるはずなのに、効かないというのであればどうしたらいいのだろう。一瞬途方に暮れました。初対面で、動けないほどに痛がっている。考え得る薬も全部出ている。旦那さんは「先生なんとかしてください」と訴えている。この状況で私のできる最善策は何か。

触ることができないのであれば、聞き出すしかありません。

「どういうときに痛いですか？　この薬の中で、どれがいちばんいいですか？」

すると、顔をゆがめながら「この薬を飲むとちょっと良くなる」と教えてくれました。ちょうど同じ種類の薬の座薬を持っていたので、「じゃあこれを増やします。座薬にしてみます」と決めました。

けれど、痛みで座薬を入れるための体勢になることもできません。

「どんな痛みですか？」

「因幡《いなば》の白ウサギ」

生皮を剥《む》かれて海に投げ込まれたような痛みだと言います。それでもなんとか体を動かしてもらって座薬を入れました。

真紀さんとお会いする前、先に旦那さんが私を訪ねて来ました。切々といまの状況をお話しになります。

何度も病院に入っている。けれど痛み止めの薬がうまく効かなかった。いろいろな病院に転院した上で、これ以上は入院しないと決めた。幼い一人娘のいる家で、自分の好きな風景を見ながら過ごしたいと。そうして帰っては来たけれど、とにかく痛い、苦しい。風景なんて見ている余裕はない。昨夜は「こんなに痛いなら、いっそ死にたい」と叫ぶほど苦しんでいた。その姿を見て娘は泣く。どうしていいかわからないまま、自分も泣いた。原因不明のがんが転移したものだったので、納得もできないし、もしかしたら治るのではないかという希望もある。そういう混乱の中でどんどん病状が悪くなってしまった。病院が駄目でも何か可能性がないかと、腕のいい整体師さんに頼んだ。何回か施術してもらったけれど、やっぱり良くならない。整体師さんからも専門の医療者に関わってもらうことを勧められ、私を紹介された。

座薬を入れてから15分。幸いなことに徐々に痛みは収まり、「あれ？　動ける」と仰向けになることができました。本当に、これで駄目だったらどうにもなりませんでした。「ごめんなさい」と謝るほかにありません。けれどなんとか痛みが収まったことで、一気に信頼関係が構築できました。

私としては、この時点ですでに奇跡が起きたのだと思いました。くの字で動けなかった人が、その後車椅子に乗って食卓まで行くことができた。けれど、私としてはです。本人はもっと先の奇跡を望んでいました。

「もっと良くなりたい」

「もう一度子どもに料理を作ってあげたい」

そしてご家族の気持ちも同じです。

「奇跡が起きてほしい」

「治ることはないのか。どうか生き延びてほしい」

これが私の提供できる精一杯の奇跡なのだと旦那さんに伝えました。けれどまだ50代。受け入れるのは難しかったようです。こころの中では、もう無理だとわかっていたのだと思いますが、いま一緒にご飯を食べて目の前で笑っている人のいのちを諦めることなんてできません。

「奥さんの病気はかなり重くなっているとわかっていますね」

「知ってる。わかってる。でも、なんとかならないか」

それからの往診も私たちにとっては試練と思えるときがありました。看護師さんたちも一生懸命ケアして、整体師さんもがんばってくれました。旦那さんと奥さんの思いをみんなで支えた。みんな力を出し尽くした。けれど、それ以上のことはできません。医者は患者の訴えに対して何かの医療を施してあげたいという、強い思いを持っています。それができないという事実が、とてもつらかった。

医者の目で見ると、この辺りが旅立ちの潮時だとわかります。けれどこの場合、それを本人に伝えるのは医者の私ではありません。旦那さんが、奥さんをなんとか引き止めたいと繋いでいるその手を、離すしかない。

この世に思いを残して苦しんでいる奥さんを、近くで見守る側も大変だったと思います。奥さんは毎日毎日、「治りたい、治りたい」と願っている。旦那さんは「一緒にな。一緒にがんばろう」と手を握る。朝を迎えるたびに、「今日も一晩超えることができたね」と言いながら過ごしているのに、お別れなんて言えません。

もう本当に、いよいよ、別れの時が迫っているというとき、旦那さんに伝えました。

「もう逝っていいんだよ、と言えるのは、あなただけなんです」

沈黙。

そして2日後、真紀さんは亡くなりました。

最後の夜、看護師さんが「今夜は添い寝したらどうですか。後ろから抱き締めてあげて」と勧めたそうです。真紀さんは痩せてしまって、旦那さんも小柄な人。介護ベッドでも2人で眠れます。そうして2人は手を握って一緒に寝ました。けれど、夜中に旦那さんが目覚めると、いつの間にか自分のベッドに戻っていた。慌てて真紀さんの所に行くと、もう最後の瞬間だったそうです。

その夜、旦那さんがベッドの中でお別れの言葉を言うことができたのかどうかはわかりません。けれど、言えなかったとしても、腕の中の真紀さんには伝わったのだと思います。

旦那さんは看病に疲れ果てて、朦朧《もうろう》としてベッドに戻ったのかもしれないけれど、そうではないのだと思います。

「それは奥さんの愛情じゃないかな。大好きなあなたと手を繋いだままなら、その手を振り切ることなんてできない。ちゃんとお別れをするために、背中を押してくれたんですよ。最後に一緒にいてあげられなかったなんて思わなくて大丈夫。それが2人の愛の形なんです」

娘さんはお母さんがずっとベッドの中にいたので、治らない病気だということはわかっていたのだと思います。お母さんが亡くなると、しばらく泣き続けました。けれど、「お母さんはこの世にお別れして、天国に行ったんだよ」と伝えると、彼女は涙を止め、思い立ったように庭に出ました。そこはお母さんの大好きだった場所。お花を摘《つ》んで、かわいいかわいい花束を作りました。そしてお母さんの組んだ手の上に、そっと置きました。こんなに素敵な花束を、私はそれまで見たことがありませんでした。

「生きてほしい」と願い続ければいい

どんなに死を覚悟しても、生きていたいという気持ちは決してなくなるものではありません。「しっかりとお別れを」「悔いのない最期を」というお話しをしてきましたが、希望を消そうとする必要はないのです。楽しいこと、うれしいこと、悲しいこと、つらいこと。すべて「まだ生きる」という大前提があってこそです。未来を放棄してしまっては、私たちには何も残りません。

それに、特にがんであれば、一直線に死へと向かっていくわけではなく、本当に治ったのではないかと見えるような日もあります。そうしたときに本人も家族もとても救われます。疲れや悲しみをひと時でも忘れることができる。そのことだけでもこころは回復します。

だから私は、患者さんやご家族に「治らないとわかってますね」と確認はするけれど、それ以上に理解させようとは絶対にしません。希望は残っていても大丈夫。万にひとつの奇跡だって、起こるかもしれません。末期の患者さんが奇跡的に完治したという実例は、世界中から報告されています。

真紀さんも、最後の最後まで生きたいと願いました。それでいいのだと思います。第1章で、死に逝く人と看取る人がお互いに自分の思いから離れられずにいると、依存関係を作ってしまうとお話ししましたが、それとは少し違います。なぜなら、彼女の「生きたい」という気持ちは、旦那さんや娘さんに対する愛情に根付いていたからです。

この世に未練があるということではなくて、ただただ、愛する家族と別れたくなかった。だから自分のいのちを手放したくなかった。その気持ちは、個性的で充実した人生の裏返しでもあったのだと思います。

そしてそれは、見送る側にとっても同じです。泣いて、縋って、「逝くな」と言えばいい。死に逝く人への愛情を見失わなければ、必ずどこかで手を離すことができるときがやって来ます。

真紀さんの旦那さんは、亡くなる直前まで奥さんの手を握って、抱きしめていました。どれだけ考えたって、どうしたってあきらめられない。その思いが、奥さんへ愛情を伝えたのだと思います。だからこそ、真紀さんは最後に旦那さんの背中を押して別れることができたのではないでしょうか。

column

最後に残る「信頼感」「幸福感」「満足感」

以前、登山家の戸高雅史《とだかまさふみ》さんに話を聞いたことがあります。戸高さんは標高8000メートルを超えるヒマラヤの山々を無酸素で登頂。特にK2峰（標高8611メートル）南東稜を単独無酸素で登頂したことは、驚異的な快挙とされています。

「7000メートルまで登ると、身体の90兆個の細胞が一瞬で変化する。生きていくことに必要な機能に体内のエネルギーが集中する。それまで聞こえていた音がなくなる感覚になる」

自分だけが存在する別世界、ゼロ地点。それをデスゾーン（死の世界）と呼ぶ人もいるそうです。

「ゼロ地点を超えた頃から不安が消え、すべてが信頼できる満ち足りた思いに包まれたんです。ひとりでも何も怖くない。とにかく一歩進める。過去も未来もなく、いましか存在しない。永遠のとき。すべてを信頼できて、幸せな気持ちになったんです」

極限の状況では、延髄などの、生きていく上で最低限必要な臓器に酸素が優先的に使われるのだと思います。煩悩や欲などが削ぎ落とされていく過程で、最後に残るもの。それが信頼感だというのです。

私の人生の師のひとり、鈴木秀子《ひでこ》シスターには臨死体験があります。

「高い階段を転がり落ちてしまった。死にかけたらしいその瞬間、意識が高い所へ昇っていった。きれいな白っぽい金色の光が満ちていて、身体が新しくなる感覚がしました。言葉に表せないほどの、初めて感じる幸福感。そしてそこには時間がありません。永遠、無限の中にいる。この幸せはずっと続くのだと、とてつもない満足感を感じました。すると目の前の光そのものが人格を持って立っていた。私のことをすべて許して、とことん愛してくれることがわかる。無条件で愛を降り注いでくれる。だからこんなにも幸せなのだとしみじみと感じました。その存在が帰りなさいと告げ、私は現世に戻りました」

両者の感覚はとても近いものなのだと感じました。いろいろな言い方があるけれど、そうした所に辿り着くのが「死」なのかもしれません。亡くなるときに味わうものは信頼感、幸福感、満足感である。時間という舟に乗っている私たちが行き着く先に、死という永遠の平和がある。そう考えれば、死は怖いものではなくなるのかもしれません。

第5章

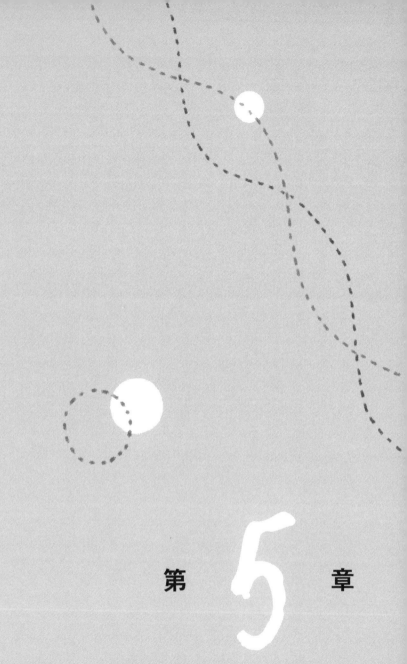

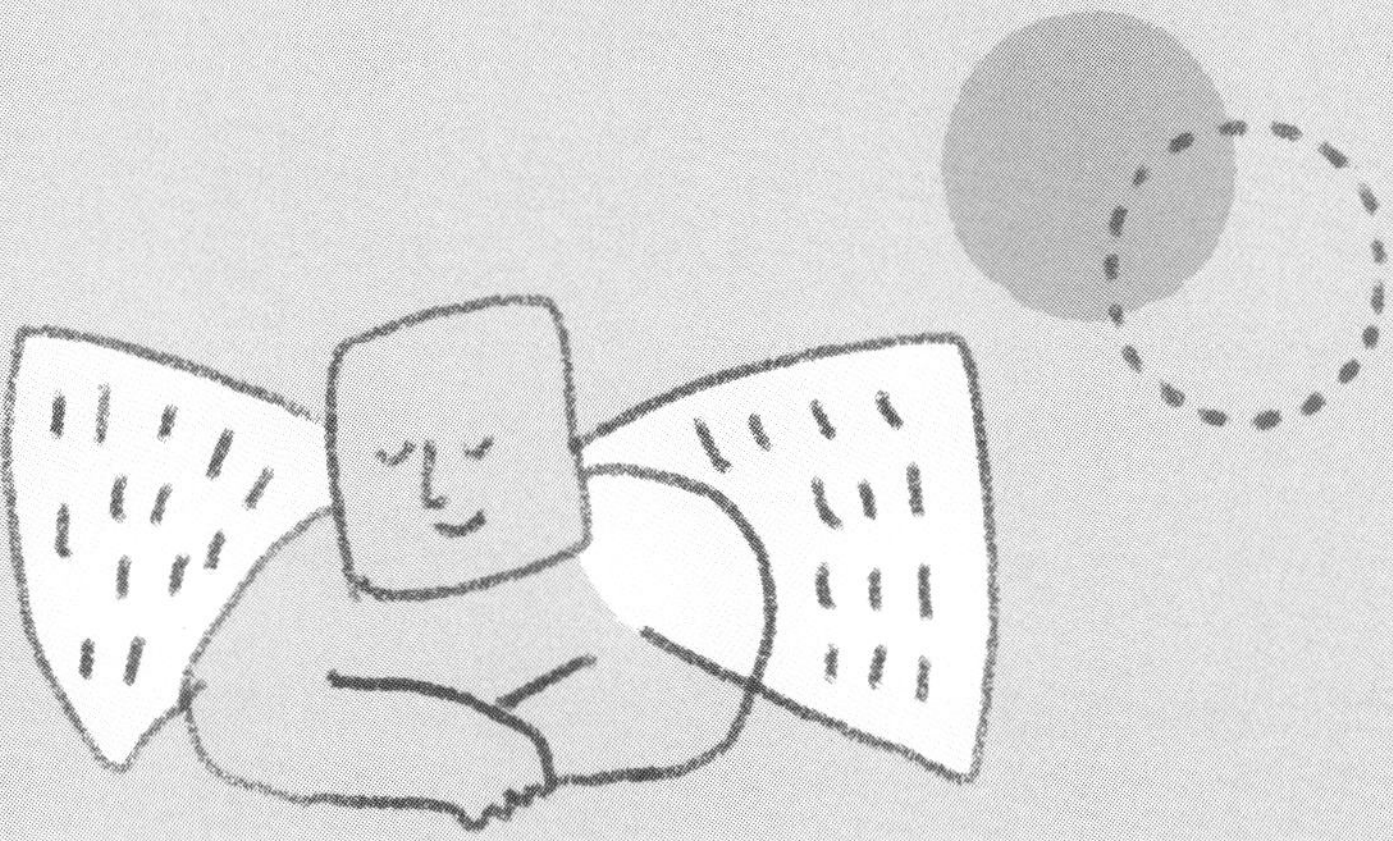

最期まで「いま」を生きている

何とも隔たれないいのち

「今日は俺のおごりだから」

忠雄《ただお》さんは60歳くらいの男性。がんが進み、食欲もなくなっていました。

「食べ物は何がお好きですか？」と聞くと、

「そばと、うまいてんぷら」

「そばと天ぷら」ではなくて、「そばと、うまい天ぷら」です。奥さんは「私が下手だから。プロみたいにカラッと揚がらない」と苦笑いしていました。

忠雄さんの身体は痩せてしまっていて、ちょっと見ただけでは天ぷらを食べれるようには思えません。それでも「本当に食べたいの？」と聞くと、「うん」と答えます。

そのときに、私の古い友人の顔が頭に浮かびました。八ヶ岳にお店を持つ、そば名人の戸田《とだ》さん。天ぷらも上手です。

「がんの末期の方で、少し厳しい感じだけど、いいですか？」

早速連絡を取ると、「いいよ、連れて来て」と快諾してくれて、みんなでそばとうまい天ぷらを食べに行くことになりました。

当日、「今日はおいしい天ぷらを食べに行きますよ。私もいるし、看護師さんもいる。ちょっと遠いけど、何かあっても大丈夫だから」と伝えると大喜び。歩くのもおぼつかなくなっていましたが、息子さんが運転する車に乗り込み、みんなで行きました。

普通の人が見たらびっくりするぐらい痩せ衰えて、病院にいればずっと天井を見ているだけのような状態のはずの人です。普通だったら天ぷらなんて消化に悪いから駄目と言われてしまいます。けれど私は、食べたい、おいしいと思えるものであれば絶対食べれるのだと言いました。

ランチタイムをずらしてお邪魔したので、店は貸切状態。戸田さんは近くの山で取れた新鮮な山菜などを使って、本当においしい天ぷらをつくってくれました。忠雄さんは長いアスパラを箸で目の前に吊るし、うれしそうに笑います。そして「こんなに食べたの？」という量の天ぷらを、ペロッと食べてしまいました。そばもツルツルッと食べることができて、「うまかった」と言ったと思ったら、そのまま座敷席に横になって寝てしまいました。

戸田さんにお礼を言おうと思って厨房を覗くと、普段よりたくさんの人たちが働いていました。「今日は大勢いますね」と聞くと、お店の近くにキリスト教の研修施設があって、そこの人たちと戸田さんはお友だち。その日はシスターたちが集まって、料理の練習をしていたのだそうです。

忠雄さんはガーガー寝ていて、起きる気配がありません。みんなで「お蕎麦を食べれてよかったね」なんて話していたら、シスターたちが私たちの所へ来ました。忠雄さんがどんな状態で、なぜここに来たのかがわかったようです。

「あなたたちは素晴らしいことをなさっていますね。この患者さんのために、平安の祈りをさせてください」

ご家族に「ちょっと宗派は違うけど、安らかなお祈りをしてくださるそうです。いいですか？」と聞くと、「どうぞどうぞ」と。

そうして寝ている本人を囲んで、みんなで手を繋いでお祈りしました。少しすると本人も目を覚ましましたが、そのときにはもうシスターたちはいません。クスクス笑う私たちを見て、忠雄さんは不思議そうな顔をしていました。

さあ帰ろうというとき、忠雄さんがおしりのポケットから長財布を出して言いました。

「先生、今日は俺のおごりだから」

このそばと天ぷらがきっかけで、忠雄さんはその後も「あれ食いたい」「これ食いたい」というようになったそうです。奥さんが「増長して困ります」と笑って教えてくれました。けれど、天ぷらはあれっきり。最後まで食べなかったようです。

最期までひとりの人間

「今日は俺のおごりだから」

忠雄さんのひと言を聞いたとき、本当にうれしかった。これから先も、この言葉を忘れることはないでしょう。

もちろん、「おごってもらってラッキー！」ということではありません。自然に口から出た言葉には、彼の矜持《きょうじ》が見えました。社会の一員として生きているという自覚と誇りです。何の同情も憐憫も必要とせず、ひとりの人間として俺はここに立っている。ベッドに寝てギブアップしているわけではないというメッセージ。患者と医師、死に逝く者と看取る者という関係ではありません。そこには人間と人間との平等な交流があったのです。

死に逝く人たちは肉体的にどんどん弱っていくので、そばにいる人の目にはかわいそうに見えてしまいがちです。けれど、目の前のその人の意志は、最期までキラキラと輝き、周りの人たちと関わり合い続けます。ちゃんと会話をして、私たちを楽しませたり、学びをくれたりします。心配されるだけの存在ではないのです。

だからかわいそうだと思う必要はありません。老いても、病気をしても、障害があっても同じ人間です。お互い最期まで平等に、同じいのちとして対峙していけばいいのです。

私たちは、生まれてから死ぬまで、ずっとひとつのいのちとして生きています。死が近づいたからといって、そこですべてが否定されるわけではありません。何かを遠慮したり、逆に必要以上に求めたりしなくても大丈夫です。大切な人とお別れをする時間、自分の人生を締めくくる時間はとても尊いものですが、それまでずっと生きてきた人生と隔たれるものではないのです。

ひとりの人間として、誰とも区別されることのない社会の中で、人生の大事な1日を生きている。その自覚があれば、今日何をすればいいか、誰に何をしてあげればいいのかが、見えてくるのではないでしょうか。

願いとずれる現実

「管が邪魔でしょうがねえ！」

先日、「木喰展《もくじき》」を見に行ってきました。五穀を断ち、木の実や芽だけを食べる「木食の行」を行った「木喰上人《しょうにん》」。私の故郷の近く、山深い地域の出身です。200年前、彼は全国を旅しながら、現在確認されているだけでも700体以上の「木喰仏」を彫って奉納しました。その像の表情は、見ているこちらが笑ってしまうような笑顔です。

展覧会でその「微笑み像」の1体を見たとき、先ほどのお話で登場した、そば屋の戸田さんの顔に似ていると気付きました。

彼は「奉仕の人」でした。困った人の相談係で、昔は登山をしていた山男だったから、力もある。地域の人たちが仕事に悩めばアドバイスし、古くなった家を始末したいと言えば諸々の手続きを買って出て、自分も手伝いました。

誰かに助けてもらうとき、無理やりがんばってもらっても、頼んだ側は申し訳なく感じてしまいます。世の中には押し付けのボランティアをする人もいます。けれど彼は常に「無私」でした。損得勘定や、したい、したくないということからではなく、自然と他人に奉仕できる。だから人が頼ってくるのだと思います。

そんな彼も、後に病気になってしまいました。わかったときにはかなり進んだ肺がん。先進的な治療を受けたけれど、半年ぐらいであっという間に亡くなってしまいました。この本に登場する安らかに亡くなっていった人たちと比べて、少し残念な話になるかもしれません。

戸田さんは弟さんをがんで亡くしていました。苦しみ抜いた最期だったそうです。そうした心残りを抱えながら暮らしていく中でホスピスのことを知って、これはいいものだなと思っていた。彼のお店のお客さんに私の知人がいて、交流が始まりました。

彼はリサイクルの建材を使って、「ホスピス実験棟」を建てていました。人里離れた山の中、とても空気がきれいな場所にある、美術館みたいな建物。実際には、医療者がすぐに出入りできる所でなければホスピスケアはできませんが、志を共にする仲間として交流させてもらっていました。

私と彼には「ひとやすみ村」という目標があります。いまは日本でも介護保険ができて、「最期を過ごす場所」としていろいろな施設が出来ていますが、昔は私がイギリスで学んだ、いのちが解放されるような場はありませんでした。ホスピスと言えば、がんセンターの一部や結核の療養所といったような、イメージとしても実際の施設としても、極めて凝り固まったものでした。

だから私はホスピスを日本に広めようと思ったわけですが、がんの末期の人だけではなく、一時的に身体を悪くしてしまった人や、こころを挫いてしまった人。いろいろな苦しみを抱えた人がちょっとだけホッとできる場所があるといいなと感じていました。ひと休みして、また自分の場所に戻っていくことができる。そんな村があったらいいなと。戸田さんも「いいアイデアだね」と言ってくれて、お互いに知恵を出し合いながら温めてきました。

病状についての医者の説明は、本人にとっても、奥さんにとっても、十分に理解できるものだったかどうかわかりません。抗がん剤が効いて、もともとのがんは消えた。少し転移もあるけれど、恐らく2年くらいは大丈夫。それが主治医の説明だったそうです。そうして次第に具合が悪くなり、入院しました。

お見舞いに行くたびに、消耗していくのが私にはわかりました。ある日訪ねると、これから昏睡に落ちるというギリギリのところ。話すことはできなかったけれど、まだ私の声も聞けるし、視線やうなずくことで反応できるという段階です。

急にこんな状況になると、誰も覚悟していなかったのでしょう。奥さんもお子さんも慌ててしまっていて、とても最後のお別れといった雰囲気ではありません。ここは私でなければ乗り切ることはできない正念場だと思いました。切ないことではあるけれど、いつも死に逝く人を看てきた私が、同じ志を持つこの親友に引導を渡さなければいけない。

枕元に座って、戸田さんの手を握りました。

「戸田さん、もう逝っちゃうんだね。ひとやすみ村、いろいろなアイデアをくれて、ありがとう。なんとか形にしたいと思っているけれど、ごめんなさい。あなたがいる間には、叶いませんでした。でも、戸田さんが残してくれた支えや人脈を大切にして、私なりにこれからもがんばっていくから、見守っていてね」

これは「安心して逝きなさい」と言っているのと同じです。それまで本人もご家族も、どこかでまだ治るかもしれないと思っていたかもしれません。けれど少なくとも本人は、理解してくれたのだと思います。最後に「さようなら。ありがとう」と言うと、うなずいてくれました。

私はこの話をしたときの細かな記憶がありません。同行していた看護師さんからあとで聞きました。私も必死だったのだと思います。

時として、肺がんの末期はとても苦しいものになります。その後、苦しみを取り除くために薬で意識レベルを下げる緩和ケアが行われ、もう引き戻せなくなってしまいました。一気に逝ってしまって、最後の瞬間には立ち会えませんでした。ご家族がちゃんとさよならできたのかどうかもわかりません。

戸田さんはまだ若く、床に臥《ふ》せて、だんだんと弱まって亡くなっていくという感じではありませんでした。私が最後に会ったのは水曜日。その前の月曜日に私のクリニックの看護師さんがお見舞いにいったときには、苦しそうな呼吸ながらも本人らしく「管が邪魔でしょうがねえ！」と起き上がろうとしていたそうです。そこから数日で昏睡状態になってしまうなんて、彼自身、想像もしていなかったと思います。

先が短いことは本人には伝えられていませんでした。ずっといのちの学びを積んできて、自分の死も受け入れることのできる人だったのに。それがとても歯がゆい。

入院するぎりぎりまで、「戸田さんはお店に立っていました。「思うように動けない」「おかしいなあ」と言いながら、お客さんが来るとしゃんとする。とても重病人には見えません。常に全身全霊、最期まで全力。そんな人とのお別れは、私に割り切れない気持ちを残していきました。

私のクリニックには、永遠のお別れをした患者さんたちの情報ファイルがあります。病名、関わり始めた日、本人の選択、どこでどんな風に亡くなったのかを、シンプルに記載します。「戸田さんとの関わりが深かった看護師さんが、彼のことを書きました。「戸田さんの名前をここに記すことが、悲しい」。彼女の目からひと粒の涙が落ちました。

毎日小さな身の始末を

戸田さんはホスピス実験棟を建てたほどです。当然ながらできればそこで最期の時間を過ごしたいと思っていたはずです。それが無理でも、蕎麦屋のあるご自宅で看取ることもできる。そうすれば私たちも通えるし、訪問看護師も紹介できます。あるいは私のクリニックの近くという選択肢もある。けれど、自分の意思を通す、通さない以前に、あっという間に具合が悪くなってしまって、とても移せませんでした。

「奉仕の人」は残していく人のこともしっかりと考えていたはずです。お店のことをどうするか、家族に何を残すか。仲間や友人に伝えておきたいこともあったでしょう。恐らくは、私にも。けれどそれをできるかどうかという以前に、意思表示すらできなくなってしまいました。私が最後にお別れをすることができたのは幸いですが、それがなければ、自分は死ぬのだという覚悟もないまま旅立ってしまっていたのではないかと思います。

最近は、よく「リビング・ウィル（living will）」という言葉を聞きます。例えば治療の見込みがなくなったとき、どのように処置してほしいかを事前に意思表示しておく。前もって覚悟しておくという意味ではいいことだと思いますが、あまり現実的な役には立たないと思います。

私は、患者さんがリビング・ウィルを書きたいと言えば書いてもらいますが、やはり現実と想像とは違います。元気なときに書くのと、突然病気になって動くこともできない状況とでは、感覚も、考えることも、大きく変わってきます。

最期に後悔しないためにどうすればいいか。つまるところ、今日やるべきことを今日やっておくということしかないのかもしれません。その大切さと難しさは誰にとっても課題だと思います。

やらなければいけないこと、誰にでもたくさんあると思います。けれどすべて片付けるのは難しい。だからその全部を先送りにしてしまうのではなく、何かひとつだけでいいから、今日やっておく。そうした考え方ができればいいのだと思います。

「自分」の役目とは

「死ぬときの話は、口笛を吹きながらしないとね」

私の大師匠、永六輔《えいろくすけ》さんとのお話です。

改めてご紹介する必要はないほどの大御所です。作詞では「上を向いて歩こう」「見上げてごらん夜の星を」「こんにちは赤ちゃん」と名作を挙げればキリがありません。ご著書には『大往生』シリーズを始め、ロングセラー、ベストセラーが多数。テレビやラジオにもたくさん出演されて大人気でした。

永さんとの初対面は、いきなり対談でした。永さんの実家はお寺で、もともと「生《しょう》老病死《ろうびょうし》」について深い見識をお持ちでした。

「人間はいつか死ぬなんて、子どもの頃から嫌っていうほどわかっていた」

戦時中は空襲で焼けた遺体がいくつもお寺に並んでいたし、葬式前の、棺に入っていない遺体のそばで寝たこともあったそうです。

ホスピスケアにも興味を持たれていて、知人を通して知り合いました。何度かお手紙でやり取りをして、一度会ってみようということに。「うまくお話しできたら本にしていいですか？」とお願いをして、編集者さんを連れて行きました。

その頃永さんは60歳くらい。まだまだ意気盛んで身体も大きいし、まさに怖いものなしという感じでした。編集者さんはおっかなびっくり。私も少し緊張しながらお話が始まったのですが、初めてとは思えないほど盛り上がりました。その内容は実際に本になっています（『あなたと話がしたくって　内藤いづみ対談集』〈オフィスエム〉）。

永さんは、日本人が死について、自分の行く末について考えていないと語りました。全国各地を渡り歩き、さまざまな人たちといのちについて語り合うのがライフワークで、私のような医療者とのお付き合いも広げられていました。

そこから、一緒に全国の人たちといのちについてお話をしながら旅したり、地方でのお仕事の帰りに私の講演会に参加してもらったりというお付き合いが始まりました。

「そうすれば君が交通費払わなくてもいいだろう」

厳しさの中にも大きな優しさを持つ方でした。


永さんの活動は、自身の死の準備教育でもあったのだと思います。亡くなるまでの約20年間、とても大きな苦しみやつらさを経験されました。

愛妻家で知られる彼にとって、奥さんに先立たれたことは何より大きな悲しみだったと思います。奥さんに末期の胃がんが見つかり、余命3カ月とわかったとき、永さんは奥さんに尋ねました。

「最期の時間をどこで過ごしたい？」

「うちにいたい。大好きなこのソファの上で日々を送りたい」


永さんのお父さんは病院で亡くなりました。そんな最期を哀れに思った永さんは、お母さんは家で看取ろうと決めました。それはお母さん自身の願いでもあった。自分で死装束を縫って、家族全員に手紙も書いていた。そうして希望通り自宅で亡くなった。

最後は永さんの腕の中だったそうです。

そしてその姿を奥さんも見ていました。「私もあんな死に方をしたい」という願いを、2人の娘さんも支えようと言ってくれた。だったら父親がオロオロするのはみっともない。そうして奥さんを自宅で看取ると決心したそうです。

永さんが奥さんとの最期の時間を語ってくれたことがあります。

「娘たちが看護担当で僕は笑い話担当。女房に、毎日必ず笑わせてと言われたんですよ。日常のおかしな話をするんだけど、そう毎日は続かない。だから、おもしろい話だったら2回していいかって聞いた」

「どんなお話だったんですか？」

「黒柳徹子《くろやなぎてつこ》の話。回転寿司屋に一緒に行くと、彼女の目の前に、隣の席のおじさんのお皿が積んであった。そうしたら彼女は、かわいいお皿！　はい、永さん、と配り始めたの。おじさんが、私のですって言っても、彼女はお店のでしょうって。またおじさんが、お店のですが、私のですって」

「おかしい！　それは奥様も笑ったでしょう」

「もう引っくり返って笑って。だから何度も何度も同じ話をして、何度も何度も笑うから、それが悲しくって泣きましたよ」

そうして永さんは奥さんを自宅でしっかりと看取りました。「お墓は暗くてジメジメしていて嫌だから、ブックエンドにする」と骨壺も自宅に置いたまま。つくづく、永さんらしいなと思いました。

永さんは旅先から奥さんに葉書を送る習慣があったそうです。亡くなってからも日記代わりに奥さん宛の葉書を書き続けてポストへ。自宅に届けられた葉書は1500通を超えたといいます。

そしてご自身も大きな病気や怪我をされました。パーキンソン病、背骨の骨折、前立腺がんにもなっています。パーキンソン病の治療が順調にいかないときには、滑舌が悪くなってしまいましたが、それでも講演の舞台に立ちます。私が通訳しなければいけないようなときもあったけれど、それでも最後はバシッと締める。心底すごい人だなと思いました。

晩年は車椅子での生活。あれだけ日本中を行き来して精力的にメッセージを発信していた人が、思うように移動できなくなって、うまく話せなくなる。それは切なかったのだと思います。

けれど、そうした体験を経て、永さんはさらに偉大になられたように思います。誰よりも仕事をして、頭も良くて、人望もある。誰も太刀打ちできないような存在だった。もともとボランティアなどにも熱心でしたが、自分ではどうにもできない苦しみや悲しみを味わうことで、さらに弱い人を理解できるようになったし、苦しむ人に寄り添うことができるようになったのだと思います。

自分の不幸には、文句も愚痴も言わず、冷静に自分のいのちと向き合っていました。死ぬことはどういうことか、何をしておかなければいけないのかということをずっと考えていた人です。いざそうなってから考えることではありません。

「死ぬときの話は、元気なときに、口笛を吹きながらしないとね」

そんな言葉がとても強く印象に残っています。

だんだんと永さんの病状が進んでいることを聞いて、「いま行かないと、もう会えないな」という予感がしました。けれど、永さんはプライバシーをとても大事にする人で、お宅に伺うということ自体がすごくおこがましい。初めて敷居をまたいでみると、「ああ、永さんの脳の中に入ったみたいだな」と感じました。廊下の壁は全面作り付けの本棚。図書館みたいです。永さんが寝ていたのは、恐らく奥さんを看取った部屋。骨壺は本当に本棚の中にありました。

私が来たことを感じてくれたかどうかはわかりませんが、枕元でたくさんおしゃべりしました。次は多分、生きて会えないだろうと思ったから、お別れの挨拶も。

「永さん、ありがとうございました。永さんのような方と知り合えて幸せです。ふつつか者で、いつも同じことで怒られていましたけど、いろいろと教えていただいて、気に掛けてくださって、本当にうれしかった」

永さんの元気な頃の言葉が思い出されました。

「自分は何を残して死ねるか。死に方を残すことは、生き方を残すことだと僕は思っています。テレビやラジオの仕事はいろいろやってきたけれど、子どもや孫たちに死んで見せるという仕事が僕には残っている。それがきっと僕にとって最後の大仕事になるんでしょうね」

人生観を貫き通す

永さんと私の講演会を企画したとき、1部で音楽、2部で永さんの特別講演という構成にしたことがあります。それを知らせると厳しく怒られました。

「君は音楽会をしたいのか？　僕の講演会をしたいのか？」

「もちろん、永さんの講演会です」

「このプログラムだと、中途半端で長い。音楽家に対しても失礼だ。僕が企画を考え直して、司会もする。音楽会に変えよう」

永さんはパフォーマンスのプロ中のプロでした。自分がどうこうではなく、あくまで聞きに来ているお客さんのことを考えている。当日は「ピアノの位置が変だ」と舞台監督までされました。

それから永さんをお呼びするときは前座を付けないようにしました。永さんの話だけ、あるいは私と永さんだけ。何年も経ってから、1000人のお客さんに話す舞台の上で、「とてもうまくなったね」と言ってもらえました。永一門の真打ちに認められた気がしました。永さんに近づけたとは思いませんが、ご指導のお陰で、私も少しはお客さんを楽しませるパフォーマンスができるようになったみたいです。わかりやすく、みんながすぐに納得できる言葉で。悲しい話ほど、ユーモアを持って明るく。

晩年、永さんがうまく話せなくなったとき、仕事から離れてカーテンの向こう側に去るという選択もあったと思います。けれど、敢えてギリギリまで自分の姿を見せていました。ファンの人たちのために、ラジオにも出続けた。入院していた時期は病室で収録することもあったそうです。そうした姿勢には賛否両論あったそうですが、最期まで自分を見せるということに永さんの人生観が表れていたのだと思います。言葉と、行動と、生き様、死に方を通して、生きるとはどういうことか、いのちとは何かを体現する。

永さんは身ぎれいで、髪の毛が乱れていたというようなことさえもありませんでした。「小股の切れ上がった女」という表現がありますが、その男性版みたいな人です。江戸っ子で、いなせで、まさに肩で風を切って歩いていた。病気になっても、床に臥せていても、その姿は変わりませんでした。永六輔は、徹頭徹尾《てっとうてつび》、永六輔として生き切った。自分で定めた人生最後の大仕事を見事にやり遂げ、最期まで、誰にも恥ずかしくない生き方を貫いたのです。

その日を生きる

「今日もいい日だ。明日も前向きにいく」

「家にいたいな。病院は嫌いです。わしのかみさんはがんだった。病院で亡くなったけど、ずっと苦しい、痛いと泣いていた。わしもつらかったよ」

「ずっと家にいるということでいいんですか？」

「そうしてくれ。病院は嫌だ」

孝一《こういち》さんは80歳。奥さんを亡くされて娘さん家族と一緒に暮らしていました。病院嫌いで、具合が悪くなってもずっと隠していた。食べ物がうまく喉を通らなくなって、慌てて病院に連れて行ったらすでに末期の食道がん。そうしてケアが始まりました。

がんの検査と今後の治療方針を検討するために、一旦入院してもらいました。お見舞いに行くと、娘さんとお孫さんが「おじいちゃん、頭がおかしくなっちゃったのかも」と不安そうな顔をしています。高齢の患者さんの場合、一時的に認知症になったりすることもあります。「どうしたの？」と聞くと、孝一さんがこんな話をしたのだと教えてくれました。

きれいな空気が吸いたいと思って、点滴台を押しながらふらふら散歩していた。そうしたら、昔お世話になった人がお見舞いに来てくれるのが遠くに見えた。でも、自分は痩せ衰えて、みっともない姿になってしまった。申し訳ないけれど会いたくないなと思って、エレベーターの中に隠れた。

なんとなく「R」のボタンを押して屋上に出ると、そこはピカピカ光る別世界。黄色い花が一面に咲いていて、「こんにちは～」「おいで～」と、ユラユラ揺れながら話し掛けてくる。すべてが光に包まれていて、その美しさと言ったらなかった。とても幸せな気持になった。その花畑の中に行こうかなと思ったけど、さっき見かけた知人が気になって、やっぱり探そうと病室に戻った。でももうどこにもいなかった。それから何度も試したけれど、結局その花園には二度と行けなかった。

「それでお知り合いとは会えたの？」とご家族に聞くと、首を横に振ります。

「それが先生、その人、3カ月前に死んでるんですよ。気落ちしちゃうからおじいちゃんには言わなかったんですけど」

　こうした現象は「臨死体験」ではなく「臨死意識」と呼ばれていて、亡くなる1カ月から半年くらい前に起きると書かれている本もあります。「そんなこともあるんじゃないかな。あんまり心配しなくて大丈夫だよ」と言いましたが、ご家族は不思議そうな顔でした。


　検査の結果、やっぱり効果的な治療は見い出せずに退院。家に帰った孝一さんに、「いま、いちばんしたいことは何ですか？」と聞くと、「庭仕事がしたい」と目を輝かせました。

　孝一さんは植物が好きでした。いつも庭の花壇をきれいに整えていて、それが家族の中での彼の役目でもありました。

「1日ひとつでもいい。球根を植えたい」

その時点で、咳込めば吐血してしまうほどに病状は進んでいました。病院にいればベッドに寝たきりのはずです。ご家族も「そんなことできますか？」と半信半疑でしたが、私は「体調がよくて、天気もいい日にやってみましょう」と答えました。何かをしたいという気持ちは、充実した最期の時間を過ごすために何よりも必要です。

寒さの厳しい時期。半纏《はんてん》を着た孝一さんは、ご家族の助けを借りながらも自分の足で外に出て、球根を1個、2個と植えていきました。まるで明日への希望の証のように。往診に行くたびに、うれしい報告をしてくれます。「今日は5個植えたよ」「今日は10個だったよ」「春になったらかわいいチューリップが咲くよ」「花を楽しみに、孫やひ孫が来るんだよ」と。

けれどその言葉の裏にある静かなメッセージも、同時に伝わってきます。

「でも、暖かくなって花が咲くとき、自分はもういないんだよね」

「それでいいんだ。きれいに咲いた花を見て喜ぶ孫やひ孫の顔を、僕はいま思い浮かべることができるんだよ」

彼にとって、球根は未来への懸け橋だったのかもしれません。

少しずつ体力がなくなって、考一さんは球根を植えることもできなくなってしまいました。寝付いてから2週間ほど経った日、彼は静かに旅立ちました。

ご遺体を移動すると、枕の下から日記が出てきました。新聞広告をホッチキスで留めて、その裏にマジックの太い字で毎日書いていた。私は最後のページを読んで、感嘆のため息を漏らしました。ご家族を呼んで、「おじいちゃんを支えてあげるのは大変だったね。だけどこんな素敵なメッセージを残したんだよ」と伝えました。

亡くなる3日前に書かれた言葉です。

「今日もいい日だ。明日も前向きにいく」

なんて素敵な人生だったのでしょう。

4月。孝一さんが植えたたくさんの球根は、見事に咲き揃いました。子どもたちの喜ぶ声が聞こえるようです。孝一さんが病院の屋上で迷い込んだのは、もしかしたらこの庭だったのかもしれません。

「いい日だった」と言える毎日を

孝一さんが最後の日記を書いたのは亡くなる3日前でした。けれど、孝一さんは「亡くなる3日前」を生きていたのではありません。それまでの人生と何ら変わりのない「今日」を生きていた。身体が悪くなって、寝たり起きたりだけれど、その日その日をしっかりと生きていたのです。

語弊があるかもしれませんが、亡くなる直前の人でもそうして生きていくことができるのだから、元気な私たちも一日一日をしっかりと生きていかなければいけない。そう考えさせられます。

仕事でつらいときもあると思います。人との関わりに疲れてしまうこともあるでしょう。けれど一日の終わり、「今日は○月○日、いい日だった。明日も前向きに行こう」と言うことができれば、それだけでその日は満点です。

最近は「終活」という言葉をよく聞きますが、ちょっとすっきりしない言い方だと思います。言葉の奥のほう、目標のように「死」があって、そこに向かって生きている。「いま」を生きるという感じがしません。だから楽しくありません。

そこを少し違う形で捉えることができないかなと思います。私は終末期のケアをしていますが、そこで大事なのは、「いまを生きているいのち」を支えることです。当然ですが、何かを終わらせよう、片付けようとしているわけではありません。

私たちの目標は死ぬことではなく、いまを生きることです。最後の日のために今日何をすべきか、ということではなく、今日をクリアにしておくことで、明日をもう少し深く生きることができる。そうした準備ができればいいなと思います。

やらなければいけないことを残していると、なかなか新しいことはできません。私はいろいろなものを溜め込んでしまう癖があって、夫に「服なんか全部捨てちゃえば？」と言われることがあります。「そうすれば、また買えるよ」と。無茶な話ですが、人生の本質を突いた言葉だと思います。

終活も、死ぬために荷物を少なくしようというのではなく、新しい時間と空間を作るためだと考えたら、その過程もポジティブなものに変わります。その結果、明日はより充実したものになるはずです。そうした一日一日の連なりをあとから振り返ってみたとき、迷いなく「良い人生だったな」と思えるのではないでしょうか。

column

いのちの実感を取り戻す

先日、デパートの地下でソフトクリームを買おうかと思ったら、行列が出来ていました。順番待ちをしながら眺めていると、子どもはお店の人に「ありがとう」と言いますが、大人のお客さんは無言です。「おいしそうだね」「これが食べたかったの」。そうした自然にあるはずの会話がありません。まるでロボットがロボットから受け取るみたい。いや、ロボットならプログラミングをして、もっと愛想良くできるでしょう。

電車に乗れば、若者はみんなイヤホンをしています。どんな音楽を聴いているんだろう。そうした疑問から学生さんたちに「死ぬときにどんな曲を聞きたいですか?」という課題を出したことがあります。けれど、わからないという人が多い。彼らは好きで聞いているのではなく、他者との関わりを断つためにイヤホンが必要なのかもしれません。

現代社会では、人と人との交流はまるで必要ないがごとく、生きることができます。コンビニでごはんを買えて、テレビを点ければ退屈も紛らわすことができる。特に、ある程度のお金さえあれば、特に不自由なく暮らすことができます。

「私は誰も愛していないし、誰からも愛されていない。親にはいじめられて、兄弟も自分を馬鹿にする。友だちもいない。これからも孤独に生きていく」と言う人もいます。けれど彼ら彼女らが、痩せこけて死んでいくわけではありません。コンビニのお弁当も、お米を作ってくれる人、料理をしてくれる人がいるから食べることができる。誰かに助けられながら生きていることを、一度考えてみてほしいと思います。

自分が死ぬときのこと、家族が死ぬときのこと、想像もできないという人が多くいます。それは「いのちの実感」がないからです。自分とは別のいのちとの関わりの中でしか、いのちの実感は生まれません。まずは周りのいのちに関心を持つことからです。触れると温かい、痛いということを知る。

いきなり他人を相手にとなると大変ですから、ペットや植物から始めてもいいのだと思います。自分が世話することによって花が咲く。それを見てきれいだなと感じる。逆に放っておけば、いのちは絶えてしまいます。

同じ視点で他人を見ることができれば、目の前にいる友だちが、自分との関わりによって、うれしくなったり、悲しくなったりすることがわかるはずです。逆だってそう。そこにいのちは存在しているのです。

あとがき　みんな祝福されて生まれてきた

ある妊婦さんに私の看取りの記録を見せると、「出産に似ている」と言いました。家族や私たちが死に逝く人の手を握り、「がんばったね」「ありがとうね」と声を掛ける姿と、出産のとき、みんながお母さんのお腹をなでて、「がんばって、がんばって」と励ます姿がそっくりだと。私も本当にそうだと思うから、講演会などで、お客さんに出産シーンの写真を見せることがあります。

この本では、かつてのように自分の家で亡くなった人たちの話をたくさんしてきましたが、昔は出産も家でするものでした。産婦人科病院にいかなくても、地域には必ず「お産婆《さんば》さん」がいて、取り上げてくれた。もちろん婆さんじゃなくてもできます。先日、講義をしている大学生たちに「知ってる？」と聞いたら、誰も知りませんでした。看取りを知らない世代は、生まれるときのこともわからないのです。

生まれて初めて入るお風呂を「産湯《うぶゆ》」といいます。お湯を張ったたらいの中できれいにしてもらって、身体を温める効果もあります。亡くなるときには、ご遺体を棺に納める前にお湯で全身を洗う「湯灌《ゆかん》」という儀式があります。けれど、亡くなる前にお風呂に入ったっていい。あるおばあさんは、亡くなる2日前にお風呂に入りました。湯船に浸かった瞬間「極楽だ」とひと言。うれしい言葉です。むくんだ足をマッサージしてもらって、みんなになでてもらって、安らかに亡くなりました。

誕生は、産道を通ってこの世に生まれる。死に逝くときはよくわからないけれど、どこかのトンネルを通ってあの世へ行くイメージがあります。そのときの苦しみは、陣痛と同じなのかもしれません。

どうでしょう。生まれてくることと、死に逝くこと。逆回しではあるけれど、どこか似ていると思いませんか？

誕生も、死も、ひとつのいのちが必ず通る道です。けれど、人が生まれてくることを否定する人はいないのに、死となると、みんな知らないふりをしてしまう。

ネイティブアメリカンの教えにこんな意味の言葉があります。

「人が生まれるとき、生まれてくる者が泣き、迎える人たちは笑う。死ぬときは送る人が泣き、死ぬ人が笑う。そんな人生でありたい」

生まれ出ることは不安だったのかもしれないけれど、みんなに歓迎されて生まれてくる。逝くときは、泣いて惜しまれ、本人は笑いながら旅立つ。そんな人生を送ることができれば、まさに怖いものなしです。そして、人が死に逝くときに笑うのは、幸せな人生を送ったという気持ちとともに、これから行く世界が歓喜で溢れていることになんとなく気付くからだと思います。

『ピーター・パン』という物語では、主人公のピーターが宿敵フック船長との決闘によって傷を負い、死を目前にするシーンがあります。そのときピーターはこころより喝采するのです。「死ぬことは、とてつもない大冒険だ！」と。最後のドアを開けたとき、どんな世界に行くことができるのか、私は楽しみにさえ思うことがあります。

人が生きていることに何の意味があるのかとよくいわれます。その答えは人それぞれ。決まった形はありませんが、私は若い人へ向けてこう言います。

「私たちは、幸せに包まれ、希望に溢れて、ピカピカな姿で生まれてくるんだよ。いまは困難に襲われていたり、家族や友人に恨みがあったり、いろいろな不満や後悔があるかもしれない。けれど、あなたがお母さんのお腹の中から生まれたとき、お母さんは産みたいと思ったし、あなたも生まれたいと願ってこの世に顔を出した。そしてたくさんの手が、『この世界にようこそ』『さあ、いらっしゃい』とあなたを受け止めたんだよ。みんな祝福されて生まれてきたの。それを信じて。それを思い出して」

さて、この本の執筆に際しては、多くの人にご協力いただきました。

エピソードの中に登場する患者さんやご家族。いつも迷惑ばかりを掛けているクリニックのスタッフや訪問看護師さんたち。一緒に「いのち」を学ぶ仲間たち。私が「いのち」に関わる活動を続けることができるのも、この方々のおかげです。

私の信念を理解し、母国イギリス式のユーモアと忍耐で支え続けてくれる夫と、ずっと変わらず応援してくれる3人の子どもたちに、この場を借りてこころより感謝します。いえ、恥ずかしさを捨てて、きちんと直接伝えなくてはいけませんね。

御縁を繋いでいただいた、総合法令出版の久保木勇耶さん。お産婆さんのようにこの本を誕生させてくださり、本当にありがとうございました。

そして、読者のみなさん。この本と出会っていただいたことに、深く感謝申し上げます。この本は「後悔しないため」の本ですが、まったく悔いを残さずに逝くということは、やはり難しいことだと思います。人生に後悔は付き物です。さまざまな出来事に、心折れ、打ちひしがれ、いまも後悔の思いでいっぱいの方もいらっしゃるでしょう。誰かを看取るということも、それは同じです。

ただし、それらの後悔を、後悔のまま終わらせないということはできます。なぜ間違ってしまったのか、やるべきことをやらずにいてしまったのか。後悔したことを忘れずに、人生の宿題として解き続けていけば、必ず自分の助けになります。

そして、そこで得た学びは、きっと誰かの救いにもなります。後悔という宿題を解いていくことは、これから出会う人の未来の花を咲かせるための種蒔きである。私はそれを信じます。

最後に、冒頭に紹介した問題をみなさんにもお出しします。みなさんはどのような答えを描くでしょうか。この本を読んでいただいたことが、みなさんの死に逝くことへの向き合い方を前向きに変え、自分の「いのち」を捉え直すきっかけになれば、こんなにうれしいことはありません。


次のページに、自分が亡くなるときのことを想像して絵を書いてください。

どこにいますか?

誰がそばにいますか?

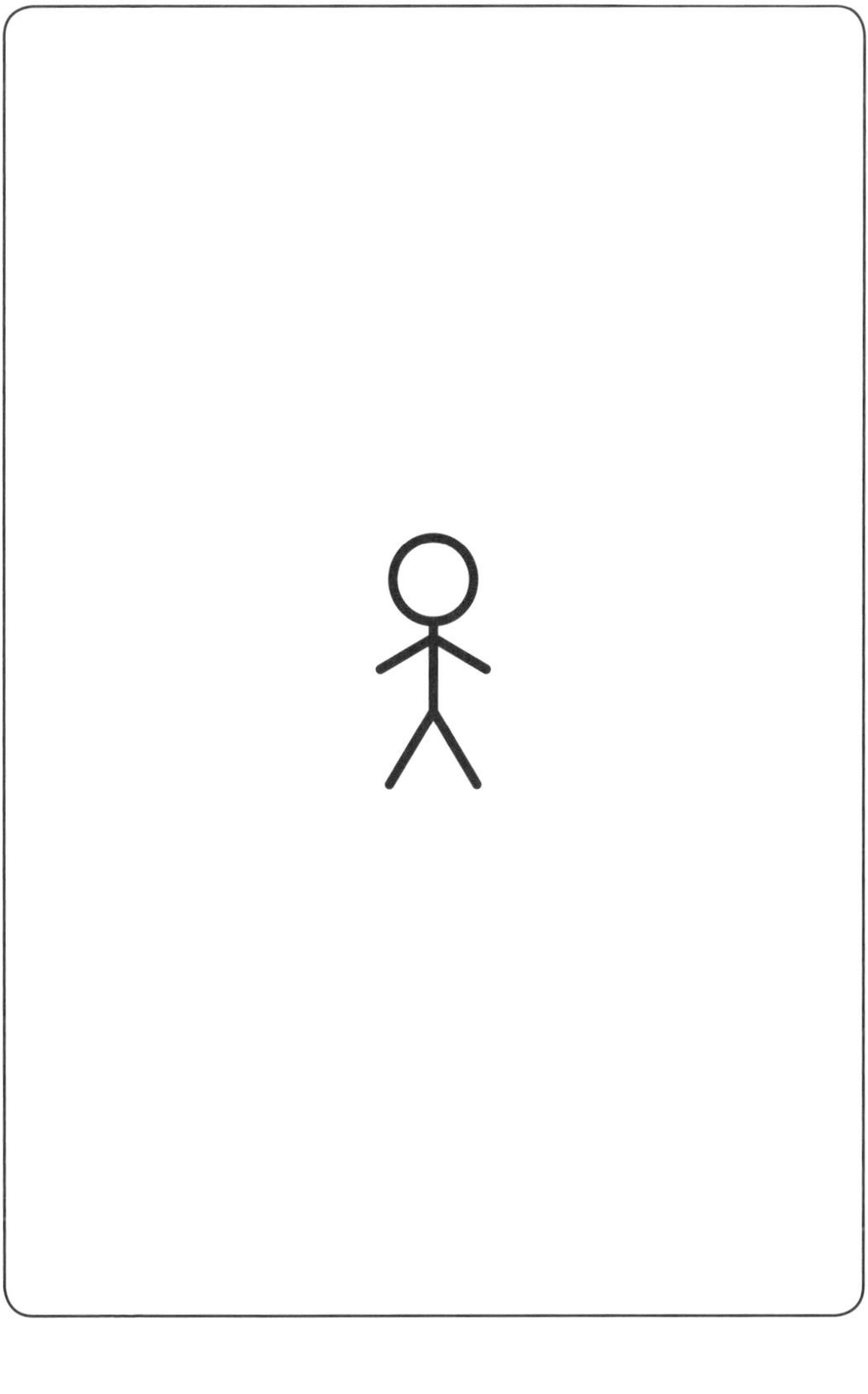

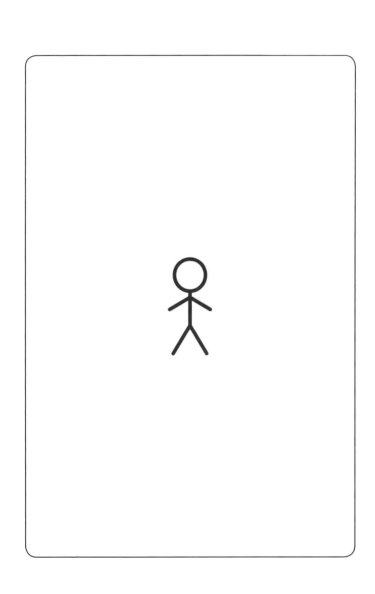

内藤いづみ（ないとう・いづみ）

在宅ホスピス医。ふじ内科クリニック院長、大正大学客員教授。1956年、山梨県生まれ。福島県立医科大学卒業。三井記念病院内科、東京女子医科大学第一内科などでの勤務を経て、1986年、英国に移住。プリンス・オブ・ウェールズ・ホスピスで研修を受け、1991年、帰国。1995年、山梨県甲府市にふじ内科クリニックを設立。院長として在宅ホスピスケアを実践するとともに、全国で講演を続けている。テレビ・ラジオ番組などへの出演も多数。ホスピス・在宅ケア研究会やまなし代表、山梨県青少年協会理事長なども務める。著書に『あなたと話がしたくって 内藤いづみ対談集』『最高に幸せな生き方と死の迎え方』『改訂版 あした野原に出てみよう』（以上、オフィスエム）、『笑顔で「さよなら」を 在宅ホスピス医の日記から』（KKベストセラーズ）、『あなたが、いてくれる。 在宅ホスピス医 いのちのメッセージ』『いのちの不思議な物語』（以上、佼成出版社）など多数。

4000人のいのちによりそった“看取りの医者”が教える

死ぬときに後悔しない生き方

2019年 1 月23日　初版発行
2021年12月 2 日　3刷発行

著　者　内藤いづみ
発行者　野村直克
発行所　総合法令出版株式会社
〒103-0001 東京都中央区日本橋小伝馬町15-18
EDGE小伝馬町ビル 9 階
電話　03-5623-5121
印刷・製本　中央精版印刷株式会社

落丁・乱丁本はお取替えいたします。

ISBN 978-4-86280-658-1